我微笑，但不一定快樂

微笑下隱藏的其實是不安！

一個微笑憂鬱症患者寫給自己的和解之書

高愛倫——著

目次

第2章 鬱卒——走出憂鬱第一步，開始治療！

第3章　鬱結——負能量爆表，但我不想放棄！

推薦序

她是憂鬱症的DJ

王尚智（時事評論家）

從年輕時節開始，雙魚座的我成為伴隨朋友們各自憂鬱的人。

最初以為只是聆聽與陪伴，單純以為憂鬱不過是情緒波動或生涯轉折的壓力所致。但當某些憂鬱彷彿濃雲、等同心魔般的強烈熾熱湧來，這才終於明白世事、人間以及人類的大腦並沒有那麼簡單。

然後終於有一天，我自己出現某些細微失調的言行表情，敏感的長輩即刻嚴正的告誡：「你的承受力已經到極限了，再繼續浸染在他人的負面情緒中且無能為力，你自己也要得憂鬱症了！」

憂鬱症來襲，許多人變了反應、改了個性，甚至徹底換成了另一個人的模樣。當事者本人經常是迷霧獨行的一路走下去，只留下無盡的迷惑給身旁周邊的家人親朋。

特別是真正經歷過，由憂鬱症輾轉進入思覺失調、精神分裂的對象與過程，才會明白為何始終有親人會想盡辦法尋求民間信仰、神明抓妖的各種極端途徑。

然而即使最終涉及了靈界、涉及了命運，那個之所以顯影在一切性格言行與反應的樞紐，仍然是「大腦」這個深邃又關鍵的生物環節，而這並非一般常識的推論想像可以觸及。

我自己長年在宗教信仰的學習中，習慣對「情緒、自我」產生疏離跳脫的觀察。即使如此，對於憂鬱症無論面對與陪伴，所獲得最大的幫助還是關於「大腦神經學」，從日本、歐美獲得許多深入且最新的閱讀研究。

尤其一旦身為「陪伴者」，在面對憂鬱症當事人時能夠成為「一動一靜、一變一穩」的相對者非常重要。不只是一廂情願自以為具備「承受力」就可以，而要能分離出所有情緒反應、言行論議、重複與驟變的核心，去「凝視」如何透過包括勸說、分析乃至使用藥物在內的各種途徑，去幫助我們所關心且正在受苦的親人摯友。

而這也是當愛倫姐的這本新書來到眼前時，令我驚訝、驚喜又欽佩不已的原因！憂鬱症如今雖然早已並非不可告人的疾患，卻依然是個痛苦且難以說清的病症經驗，她嘗試從過往親身的體會中，去提萃出某些超越、分享的角度。

想要走回記憶中的來時路，依然避免不了彼時刺痛自己的荊棘與傷痕，這是愛倫姐的文章中不會去細說究竟的部分。尤其她一向行文嚴謹，我總說她「即使浪漫、依然自虐」，若非真為了憂鬱症朋友們點一盞幸福微光而寫，其實很多事她也就是經歷過了，然後灑脫放下了。

讀著新書裡的篇章，好幾篇讓我有嘴角忍不住上揚的感覺呢！愛倫姐有點像是「憂鬱症的ＤＪ」，這回將憂鬱症重新選曲、組合出許多面對與相伴的不同旋律。離開了那些愁眉緊鎖與針鋒相對，我聽見了天使在耳邊的呢喃與祝福。

推薦序

想念如沐春風的妳

李麗芳（台視首席導播、金鐘金曲金馬導播）

認識高姐時，我剛進台視當助理導播，看到她這個大報大記者，完全不敢多言，僅僅遠望，就覺得她是強人。

再認識她，是從她的娛樂報導，讓我知道原來影劇新聞也可以寫得這麼至情至性；覺得她是很浪漫自在、揮灑自如的女子。

認識了近四十年，她不像一般姐妹淘喜歡膩在一起，所以長時間沒見面也不覺得奇怪。有一天遇到，高姐有點吃氣的說：「怎麼留言都不讀？封鎖我啦？」我傻住了，因為我換了手機，一些號碼不見了，跟高姐說清楚，她也笑笑就沒事了。

從這，我覺得高姐很真性情，有話直說，有答必信，只要是她的朋友，她就在乎又上心。

強勢的、溫婉的、生氣的，都是高姐掩飾不住的表情。

這些年，她銀髮世紀的快樂已經變成傳媒爭相報導的話題，拍的每張照片都動人，我說：「妳的笑容特別漂亮，教教我們怎樣做到？」她悠悠回說：「要開心！」那時候的她，好美，是那種相由心生的快樂美。

她喜歡交朋友已經「名氣在外」，可是她從不給朋友添麻煩、造擔心，不舒服的事情都隱忍不說。

高姐重情重義，朋友不經意地說出需求或是想法，她聽到耳裡、放在心裡，就會在能力範圍內幫朋友圓夢！也許，是她的廣結善緣，也掏心掏肺的太操勞了？

有回我們到台東做公益，她捕捉了大夥的照片，默默的將這些畫面和現場實錄發給媒體，將這樁美事曝光了。

她說：「朋友行善要讓人知，帶動好的社會風氣。」

她的骨子裡依然保有強烈的新聞魂吧！

當朋友告訴我「高姐憂鬱症復發」時，把我嚇一跳，一路呼風喚雨、非常開心的她，怎麼了？

現在想來，她在後來的聚會中的確特別安靜，拍照時也沒有往日的興高采烈，似乎是硬擠出笑容，我懂了原因之後，格外心疼。

當高姐的朋友很幸福也很幸運，除了關心無處不在，她和老公燒得一手好菜，更造福了朋友的口腹之欲。

她在臉書貼出一張張美食照片，很享受做菜之樂，更享受和老公一起同時做一件有樂趣的事。這是一個曾經叱咤風雲大記者退休後的生活點滴。真實也樸實。

高姐搬家前，我和她是「近鄰」，當然有不少機會去她家吃好料。年前一聚如今又過多時。

高姐，當妳完全從憂鬱症走出來時，一定要好好做幾道拿手菜，我很想念，想念那時如沐春風的妳！

推薦序

微笑憂鬱，距離更美！

陳念慈（前民生報總編輯）

愛倫的憂鬱，階段性的出現在我們四十年的友情中！

我們共事的那段歲月，她有兩段憂鬱期我曾經參與、陪伴，愛倫重情，一旦信任，著迷於什麼人或事，便全身心投入，肝腦塗地的為對方著想，不設限用盡力氣顯示她的執著，因此當友情、愛情出現意料之外的變化時，她最經常問我：「為什麼？為什麼？」

愛倫出自一個充滿愛的家庭，才華洋溢被父母、兄姐寵愛的么兒，紙媒全盛時期職場的天之驕女，因此她看人的面相，單純直接，堅信只要我全心全意對你，所得的回饋必然如父如母，如兄如姐。

在遭遇所信所愛背叛後，愛倫曾陷入深深的憂鬱，連連問為什麼，我只能回她：「任何感情，別問為什麼，人心的複雜，禁不起妳這樣抽絲剝繭，洋蔥剝完，沒有禮物，只有心碎！」

這段憂鬱，愛倫花了十年，才能微笑以對！因為浪費了十年，重生的愛倫，有了良伴一八五，展開了她多采多姿、應接不暇的人來人往新生活，到處可見她發自內心的歡娛，她的上一本書《此刻最美好》印證了她的幸福！

然而這半年，因為身體的狀況，愛倫再度陷入憂鬱，她說：「我好怕！」

看她在病房中，姐姐、丈夫、親友十幾人陪在一旁，相對我二十六年前無父無母，無夫無子，一個人簽字進手術房開刀，在外等待的是花錢僱的看護（獨生女沒有兄弟姐妹），我沒有說害怕的本錢，術後也只能安慰自己，老天還是對妳不錯，父母離世，一個人獨居二十六年，朋友沒有愛倫的百分之一，卻沒有憂鬱症。

唯一想得到的原因，愛倫一生求愛若渴，而我喜歡孤芳自賞，雖同為雙子，個性卻截然不同。

在一定距離間，相伴走了四十年，所以當她說看醫生吃了五個月抗憂鬱的藥，情況穩定後，我要和愛倫說：「拒絕和充滿負面情緒，只會說垃圾話的朋友往來，是妳不美好的此刻，還能微笑對抗憂鬱的唯一選擇！」

朋友貴在相知，不知之人相伴，不如自己安靜待著！

推薦序

妳可以微笑，也可以快樂

張小燕

今天我在看高愛倫寫的《我微笑，但不一定快樂》，讓我想到很多人在微笑時，可能是不快樂的。應該是的。

愛倫說她常微笑，但她不快樂。甚至在她寫完《此刻最美好》之後，反而告訴你我：她是有憂鬱症的。這個消息讓我有一點點驚嚇，我的驚嚇是因為知道前陣子她腦部開刀，我想，憂鬱症是因為開刀嗎？生理影響心理，還是心理影響生理？唉！我們的身體真的沒那麼簡單。

高愛倫對我來說，雖然不是一個天天見面、常常聊天的朋友，但從我認識她，是個文青，然後她入行，成為有名的記者，到她退休。從她戀愛、情傷，再結婚，每一件事情我好像都有參與，我像看著她長大的親戚姐姐。我很喜歡她的報導，往往一個明星的小小戀愛，會被她寫得那麼絲絲入扣，覺得感情來得好迷人！

她是家中的小公主，哥哥姐姐都愛她，更有一個愛她的爸爸。她在書中常常提到她爸爸，其實當初我總覺得：「哇！妳要找到一個像妳爸爸一樣愛妳的男人，那是一個很難的事喔！」這話好像也被我說中了。

很多年後，我們的工作沒有這麼忙碌，我們常常會在演唱會上、朋友的聚會裡，看到一個畫了紅口紅，很有精神的高愛倫。她在遠處跟我打招呼，笑瞇瞇的，但是兩個眼睛直視著我，好像在問我「妳好嗎？」（就像個記者……）

從我認識她以來，我一直都覺得她是一個需要愛的人。我還記得她有一次告訴我：「小燕姐，我還想再談一次戀愛。」我都覺得她好有勇氣！

對，她是一個需要愛的人。在這裡我要特別謝謝吳定南先生，相信你在高愛倫的身邊，給了她很多的愛。甚至，你給了她很多的「平靜」跟「安全」。因為高愛倫「愛」很多，也「怕」很多！只是，我們不都是這樣嗎？

相信寫文章的人都特別敏感，對於所有的情緒，都認真的去感受，所以，這也是她得憂鬱症的原因嗎？我覺得高愛倫「妳活得好辛苦喔！『愛』很多，也『怕』很多！」

幸好，我覺得高愛倫在許多憂鬱症的人當中，是有覺醒的。很多憂鬱症患者是不知道自己生病的，他只是覺得自己怎麼這麼無力、無趣，也許我們很多人都不知道我們自己有病。看了妳這本書，我也幫自己檢測了一遍。

其實這本書，高愛倫不只是在談她的病，她是在告訴我們：一旦得憂鬱症，該怎麼生活。你可以去看醫生，你可以去依靠藥物，但最重要的，你要有個家人或朋友可以依靠。

更重要的，你可能要「靠自己」。

高愛倫，妳可以的！妳可以微笑，也可以快樂！

作者序
寫給陷入憂鬱的你

我，一向清楚我的腦袋，當它叛逆的拒絕接受我的指揮，且用冷言冷語反譏我的正規性選擇時，我知道麻煩來了，但我仍試圖跟它對抗，有時心裡甚至會出現粗鄙的字眼暗暗咒罵。

接著，當我開始隨時都兩眼空茫躺在床上放空發傻，任由幾個小時瞬間流走時，我明白我天然嗨的個性被憂鬱症俘虜了。

儘管我渾身上下沒有一點力氣，我內心還是有一點能量，你想把我擺平，我就坐著；你想讓我坐著，我就非站起來不可；如果你只准我站著，我就要試著跑、試著跳、試著笑、試著把你撣掉……。

結果很遺憾，我在一些歇斯底里的說話方式後，承認這一役輸了，清楚的跟姐姐、先生說：「擋不住了，我憂鬱症應該是發作了。」

患者的需求，只有身在其中的人才懂

兩個星期後，我開始到三總萬芳榮醫生的精神科看診。

看診之前，我剛發表過一篇憂鬱症文章，朋友都以為那只是在聊通例事件，沒有人會聯想我就是在「影射自己」。聯經出版公司總經理陳芝宇，當天就這篇題材跟我邀書約，電話來時，我正在去台南演講的高速公路上。

芝宇說：「我有不少同學朋友陷入憂鬱泥淖的個案，而我們的友情安慰，往往造成適得其反的效果，善意的勸慰，好像非常容易引發憂鬱者的攻擊與反擊，幫助變成傷害，支持演變成不歡而散；透過妳憂鬱症文章中列舉的對抗與陪伴方式，我們才有新的認識，原來患者的需要跟我們所以為的不一樣。」

之後，我跟芝宇見面。我必須誠實說：「芝宇，我不能寫這本書。」因為：

第一，我是患者，正在吃憂鬱症的藥，思慮混亂。

第二，我沒有專業輔證，自己用來有效的方法在別人身上不一定有效。

第三，我的勵志書《此刻最美好》才出版一年，當讀者還繼續來訊謝謝我幫助他們重新找回人生時，我卻憂鬱症復發，這些時間點的撞擊，讓我矛盾茫然，懷疑自己人格分裂了。

但是芝宇說：「憂鬱症的醫學專業書很多，我為讀者努力爭取的，是妳身在其中才特別懂得的『需藥』」。

是的，「我身在其中」，所以我知道如何制止「文不對題」的關注，我知道何時射出「給我一個擁抱」的求救訊號，我也知道一個有安全感的醫生能帶給我們多大的助力。

芝宇和主編永芬和我見了三次面，終而讓我同意冒險犯難，下筆寫書。

好一個身在其中，我和憂鬱症中的你，都被圍困在一個討厭的畸零地上，但是，我們是同一個領域的抗爭者，我們一起來克鬱，不要讓它得逞好嗎？

註：

本書中，我多篇文章提到我的先生吳定南。朋友明示暗示：「妳的憂鬱症跟定南的沉默個性有關嗎？」在生活上我一直迴避回答我的情緒跟他有牽扯，但我的確思考過這是可以合理懷疑的原因之一，只是，從醫生到我自己，都無法證明這個推論就是絕對的事實。

至於定南，他笑容不多，卻從不發怒。我愛他的簡單，也傷在他的簡單。我對他永遠誠實，也處處以他為優先，所以不管發作過多少次失心瘋，事後我會道歉：「跟我過日子真不好受。」他都說：「沒事沒事。」我們感情很好，我需要的只是甜蜜，但他始終木訥，終於釀災。也算不錯，我吃藥之後，他「症狀」改善了，也就是說，他終於比較懂得怎麼「處理我」。

這是一本「感覺」多於「觀點」的書，絲毫不掩飾憂鬱症帶給我的混亂，或許這樣的真實，更可讓憂鬱症患者或照顧者相互揣摩如何幫助對方，以及如何接受對方的幫助。

你曾想過，如果有憂鬱症，會是一個什麼樣的情況嗎？

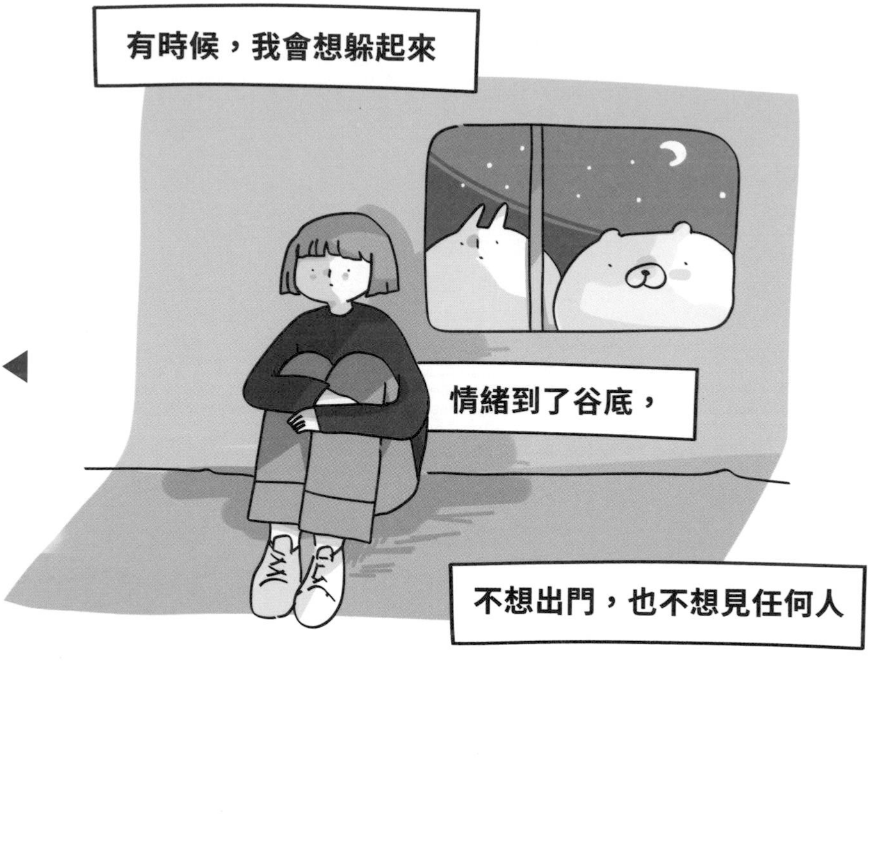
有時候，我會想躲起來
情緒到了谷底，
不想出門，也不想見任何人

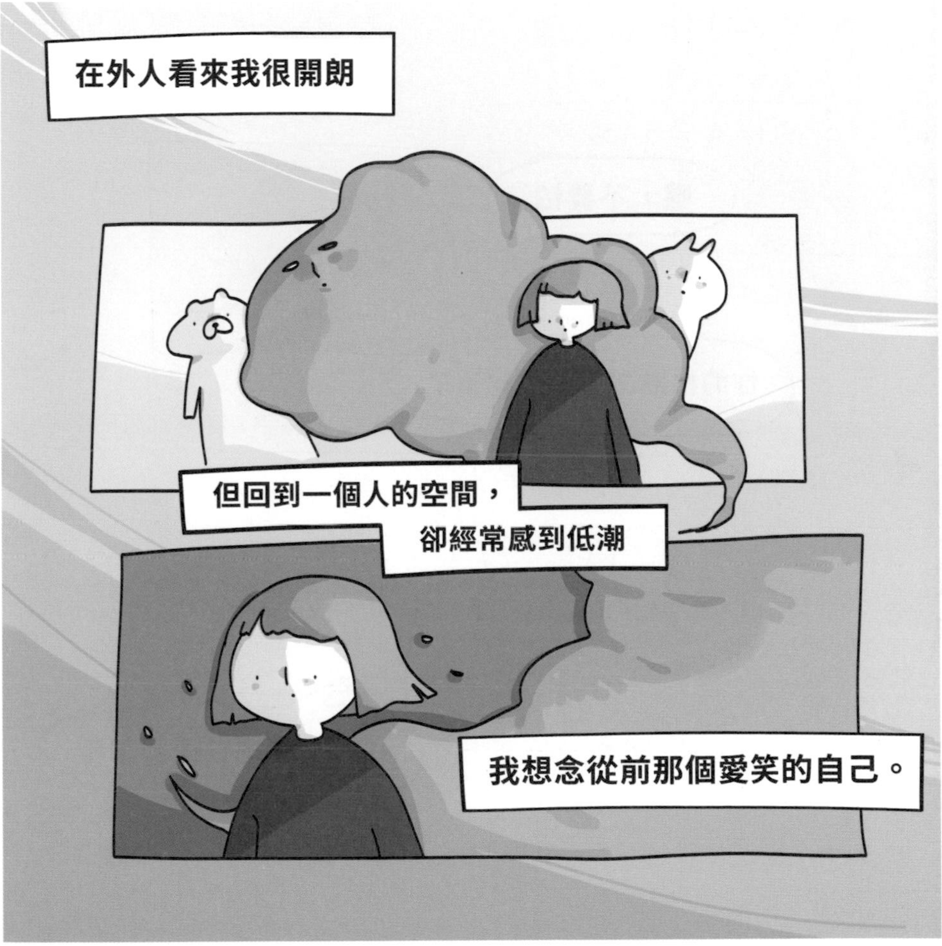
在外人看來我很開朗
但回到一個人的空間，
卻經常感到低潮
我想念從前那個愛笑的自己。

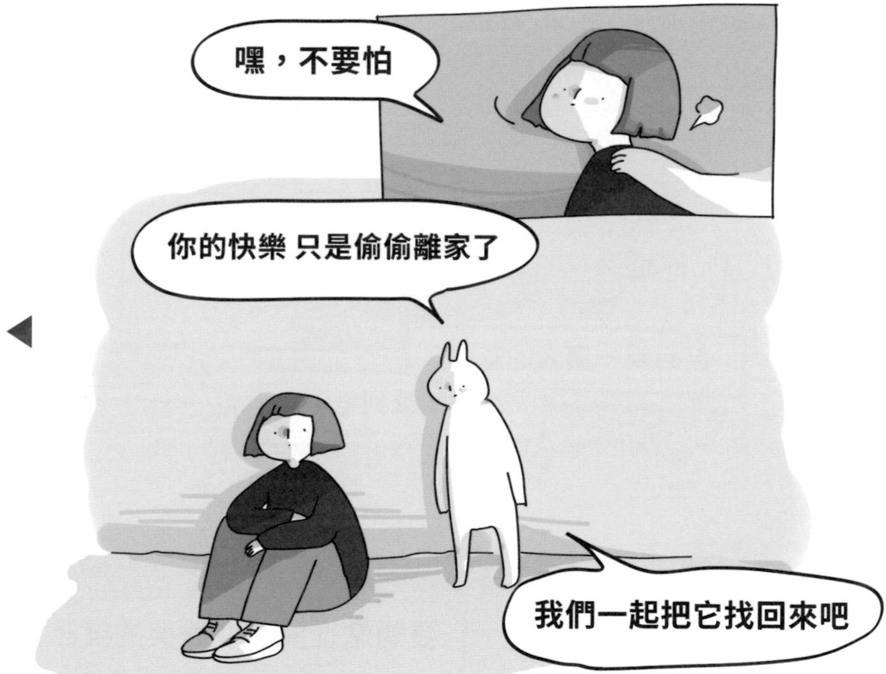
嘿，不要怕
你的快樂 只是偷偷離家了
我們一起把它找回來吧

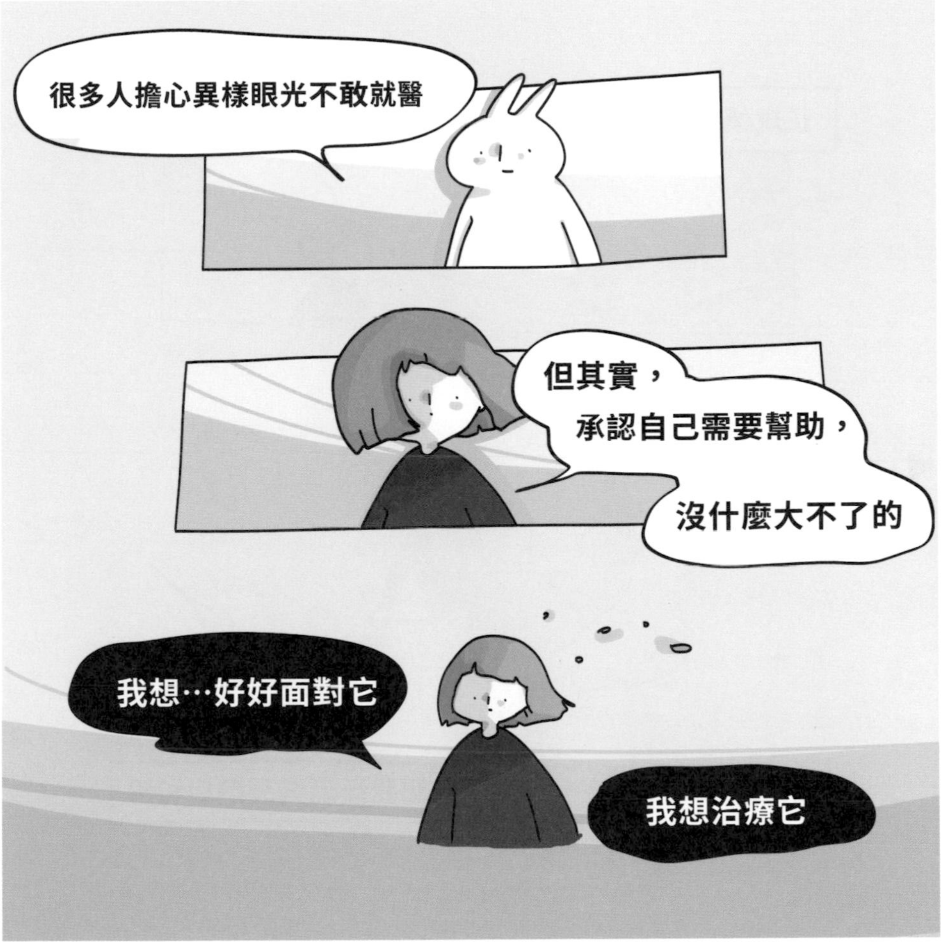
很多人擔心異樣眼光不敢就醫
但其實，
承認自己需要幫助，
沒什麼大不了的
我想…好好面對它
我想治療它

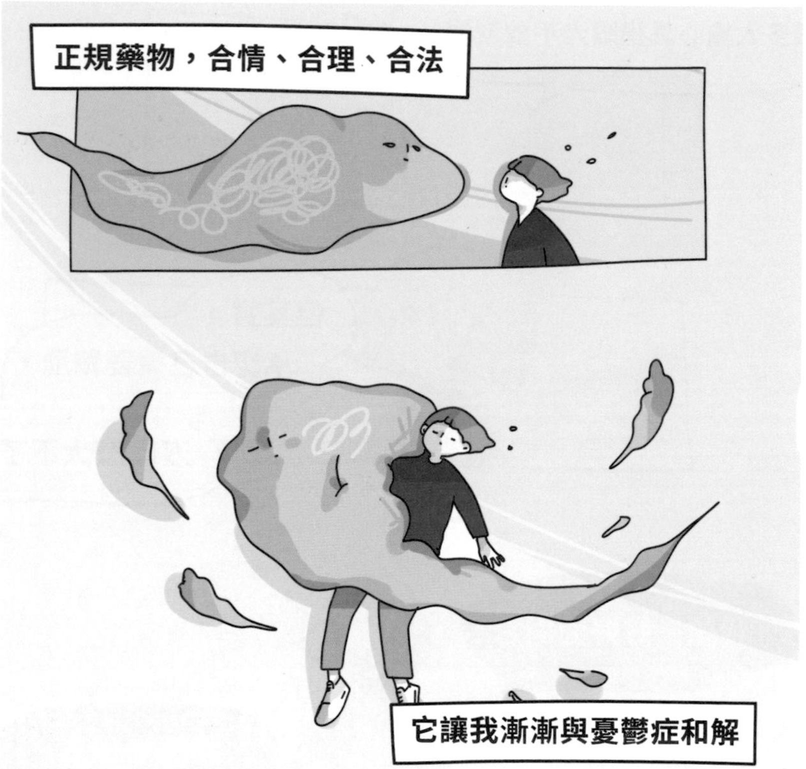
正規藥物，合情、合理、合法
它讓我漸漸與憂鬱症和解

我也開始幫自己充電

不滑手機、少看電視

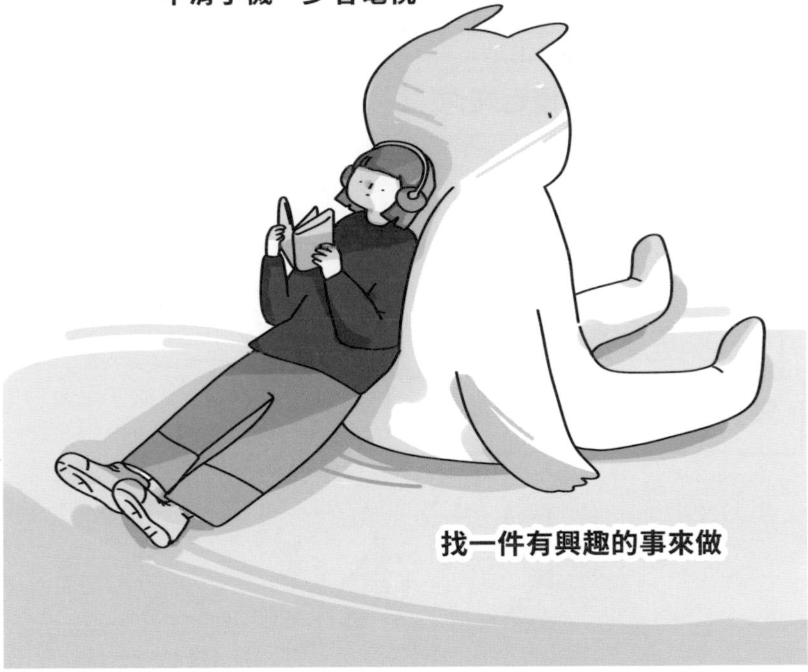

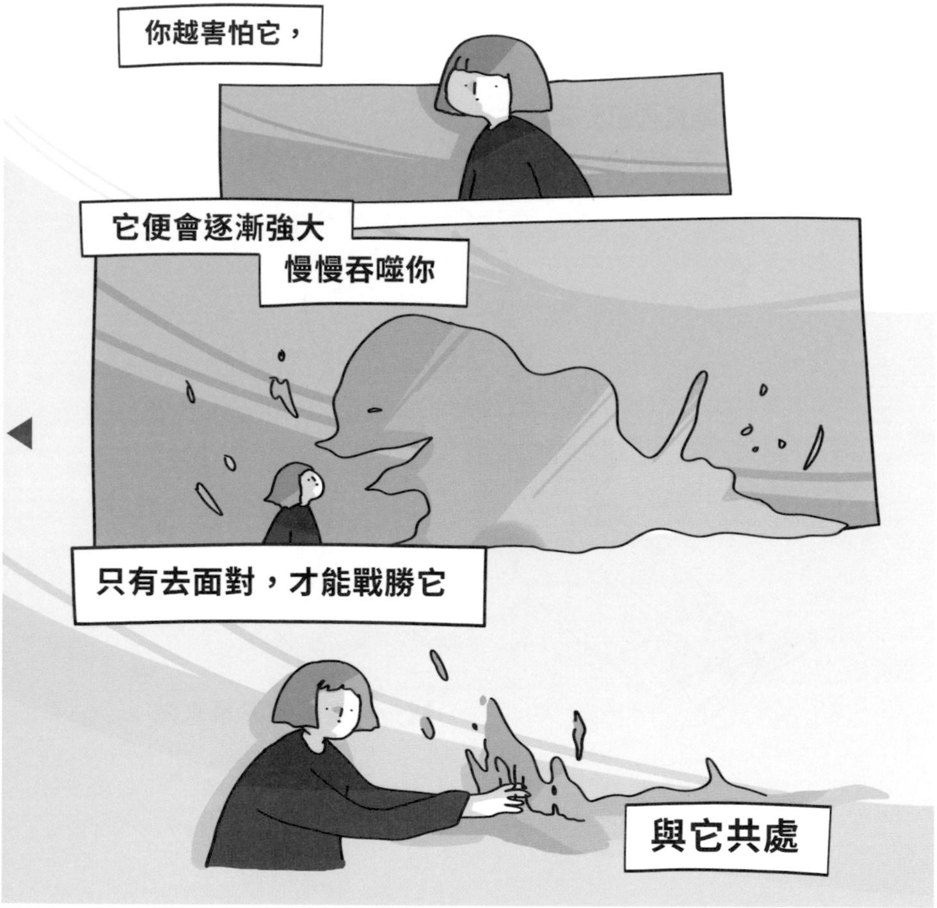
你越害怕它，
它便會逐漸強大
慢慢吞噬你
只有去面對，才能戰勝它
與它共處

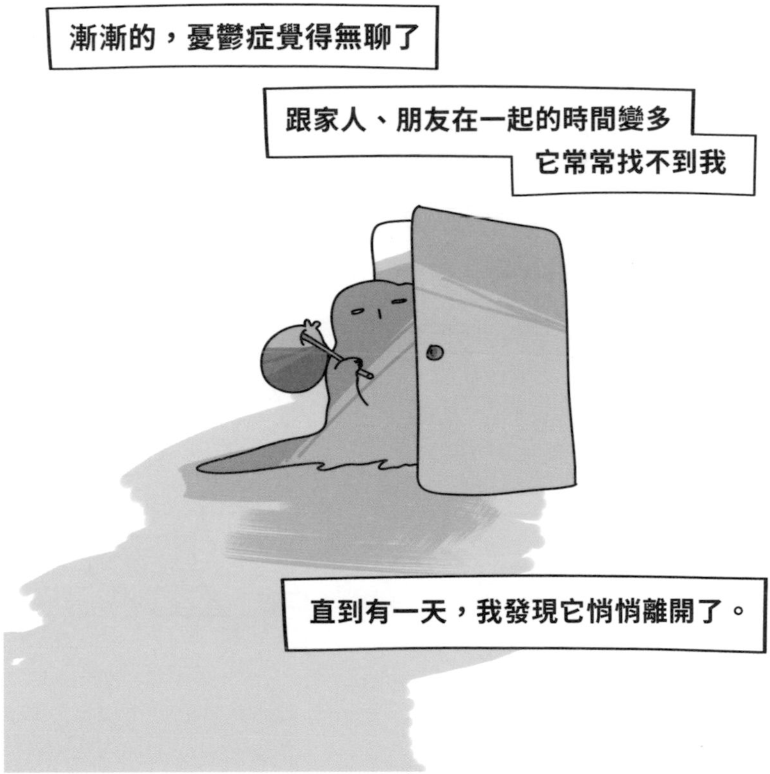
漸漸的，憂鬱症覺得無聊了
跟家人、朋友在一起的時間變多
它常常找不到我
直到有一天，我發現它悄悄離開了。

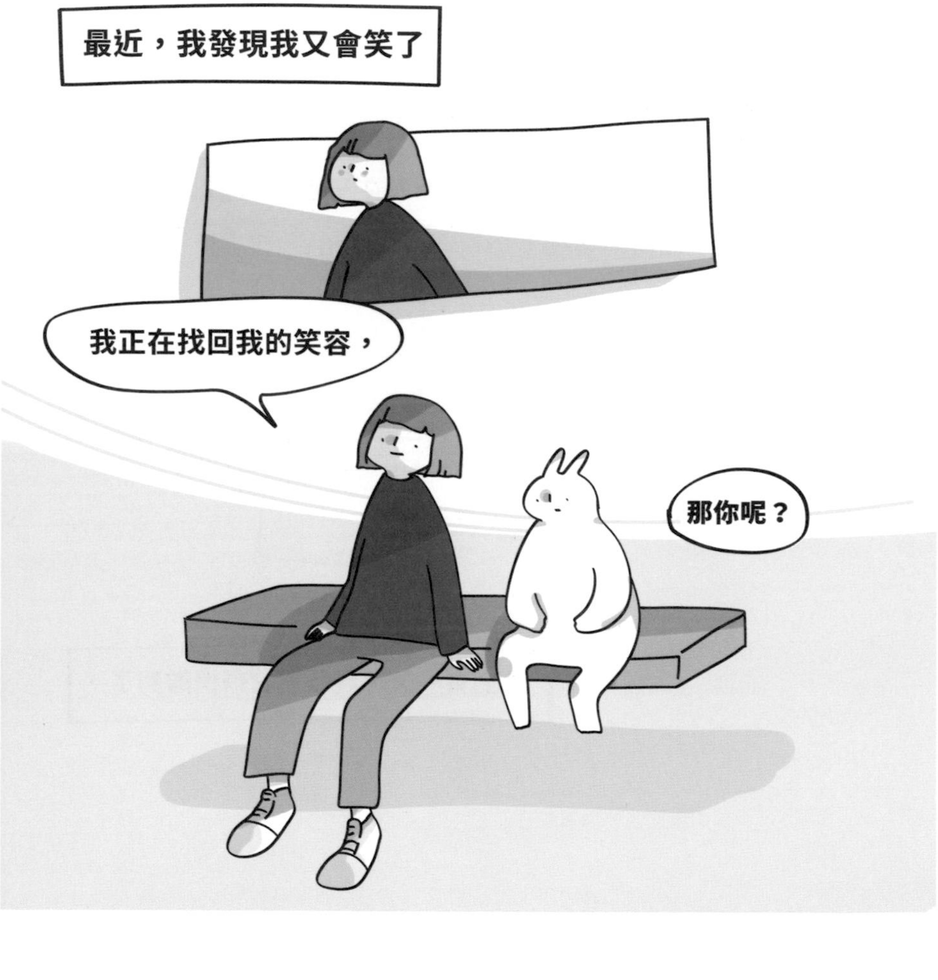
最近，我發現我又會笑了
我正在找回我的笑容，
那你呢？

Chapter
1.

鬱潮

我想，我陷入憂鬱了！

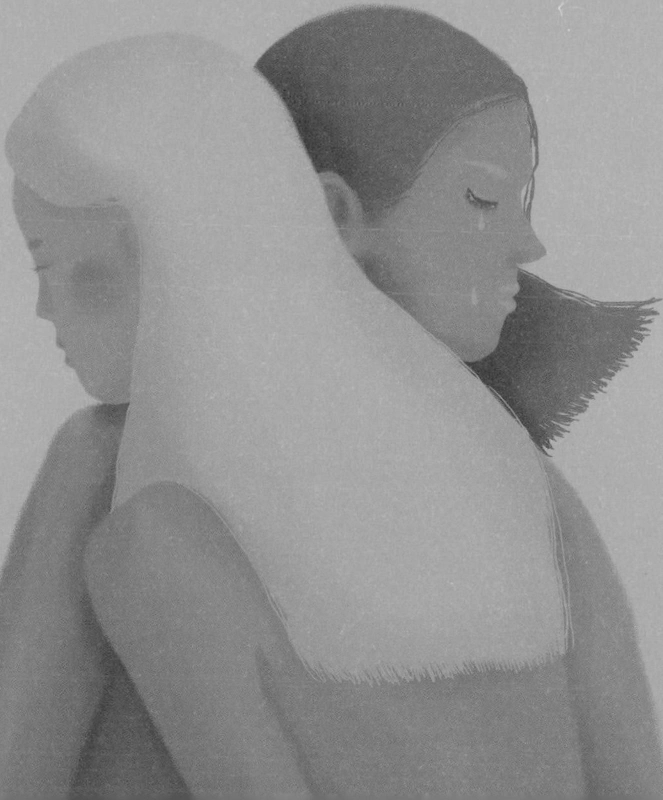

把憂鬱症看成一台坦克車，
它衝向你，
不是為了碾碎你，
而是等你摧毀它。

1 不是別人惹了我

因為退休不需要再在職務上「管理別人」，我的人生壓力頓時釋放；擁有只對自己負責的自由，比我預估的時間來得早，加上選擇決定的主權在我，我對一簞食，一瓢飲的生活滿意極了。

太年輕的退休者一定會同時成為待業者，生活的主旋律像跳針的黑膠唱片唱著：「我在待業中就業，我在就業中待業。」我早睡早起，沒有一日虛度，「學無止境」讓我活力勝過大璽在握。

好景很長，但仍有終時。當我對自己不斷燦笑的快樂感到驚奇時，突然，有一隊難以偵測的聯合縮小軍，在我的身心內外製造訊號亂源。

有一些似有似無的干擾，造成我的思考常陷入不知究竟的恍惚，我原本喜歡的生活也像膩死人的糖漿，品嘗什麼都多了一味討厭、彆扭、不自在，而最愛看著人眼睛說話的我的眼睛，很少再抬起來看人。

我被隱形電波騷擾很久，逼得我迴避曾經喜歡的一切人事物。而且，經常性的淺眠，讓我有半年時間，好像從沒睡著過，又好像從沒睡醒過，健忘已不是健忘，是一種顛三倒四的茫然在拉扯我。

然後在健康議題上，我又開始出現疑神疑鬼的專注力。

我沒有潔癖，也不是窗明几淨的好主婦，可是我開始對食用水不放心。不到三年時間，廚房換了兩座濾水器，廠家說濾水器出來的水可以生飲，絕對安全，但是花錢並不能為我買到十足十百分百的安全感，不但濾水器的水要用暢銷品牌濾水壺再濾一次，連每個水龍頭和浴室蓮蓬頭也都加裝高價位的奈米等級除氯淨水器。

我喜歡泡澡，也一直體會泡澡有益身心舒暢。當我住高雄的時候，我裝修的浴室是雙人浴缸。但是突然心念高雄水質，再看廚房洗菜池不鏽鋼材質上的白色結晶物，別說泡澡了，我連每天洗臉時，都把雙眼緊閉到完全不會被自來水侵入濕潤的地步。

那個漂亮的雙人浴缸當然沒有泡過澡，一次都沒有。

遷至基隆，選擇的住宅跟我夢中期待的一模一樣，只要坐在客廳就可平視一片綠色樹林，滿意的程度是自詡住進社區視野最美的一戶。

我的浴室面對樹林，有兩面漂亮窗子，躺著泡澡的景觀可以媲美五星級度假飯店，但整頓好新屋後，突然發現極少使用的客用雪白馬桶在角落出現黃色水漬，加上洗刷未淨，我就對水質採取防衛態度，以致住進新居三年，又沒敢泡澡，跟高雄一樣，也是一次都沒有。

住在台北時，並沒有覺得空汙擾人，但有一天從基隆到台北，站在基隆路上換車時，來往的都是公路局大巴士、卡車，我氣急敗壞打電話給先生：「以後到台北一定要戴口罩，我站在這裡，氣都喘不過來了。」當時，我已經是戴著口罩了。

雨都的潮濕對我可能不是全然的適合，我的體質益加敏感，總是莫名其妙的乾咳，幫我做流理台美容的師傅說：「你們很特別耶，從最乾燥的高雄搬到最潮濕的基隆，舒服嗎？」先生搶答成功：「沒差別。」

在先生口中沒差別的狀況下，我還是安置了四台除濕機，盡量把家裡空間控制在讓我舒適的濕度中。

乾咳找不出健康問題，醫生說潮濕也會造成過敏。這一次我上網查了一百篇文章，而且盡量找有醫院醫生背景的說法做參考，他們是這樣告訴我們的：空氣品質是呼吸道的最大元凶。

於是我以凶制凶，添了三台高效能空氣清淨機。

這些設備陸續就緒後，我心神安穩了一段時日。但是每天仍不停地監看空氣品質的監測器，只要數值超過常態性停留的七至九，我就說空氣好髒。先生說：「現在是綠燈，數值超過五十變藍燈時妳再操心，相信我，我們家的空氣品質是全區最淨化的。」

我是整夜使用空氣清淨機，第二天起床第一件事，先把整個家所有落地窗敞開，這是「為魚缸換水」的注氧概念，然後我自己在露台的樹林前做有氧深呼吸。

我年輕時也會瞎起鬨喝酒，但是我酒量差，兩三下就擺平，兩三下也就甦醒；後來，稍微喝點酒就會喘氣，不但唱不完一首歌，連半蹲跟人家合拍一張照都喘得厲害。

問了醫生，說這狀況可能是體質改變，對酒精過敏。的確，我不擦化妝水，因為極低量的酒精都會造成我過敏成「橡皮臉」，一兩個星期肌膚才能柔軟鬆弛下

來，於是我從此不喝酒了

我先生是我在健康上最緊張的一環。他酒量很好，不拚酒不追酒，是一個好酒咖，有一個場合他喝得有點多，我制止時，好朋友說：「定南哥最節制，從沒醉過，而且喝了酒之後比較願意說話，妳應該高興呀！」我不高興。

我只要感覺先生喝得有點多，我就整夜不能睡。他打呼，我就暫時安心平躺假寐，他一沒呼嚕聲，我就爬起來看他胸膛有沒有均勻起伏……。

在外喝酒，生氣時，我完全無法控制的會用眼神「殺」他，但是在眾人之前不發出聲響，是不是也算很含蓄了？

我告訴他：「我們只有彼此，也不是富裕人，誰把健康弄垮了，是請不起人替手幫忙照顧的。」

以上所說，都跟憂鬱症毫無關係，但是拿我對健康安全的過敏反應為例，我想說明的是：**潛意識裡存有焦慮型的緊張，是容易遇襲焦慮症的原因**，但是一般狀況我會安慰自己，這些本來就是該未雨綢繆的，我沒有特別神經質。

我的媽媽因為膽管阻塞入院開刀，手術一半，醫生出來說明：「在肝門位置長了東西，已無法切除。」

爸爸走路腿痛，醫生診治：如果血栓剝落，可能順著血管流到心臟，就小事變大事了。想來只是開腿事情不大，結果術後引發肺氣腫，住院醫生什麼都不懂的延誤數小時，主治醫生趕來時，爸爸休克逾時，從此在醫院九年沒醒過來……。

失去爸媽，都是撞擊力翻天覆地的意外，在我一生，無時不痛，而且永遠歷歷在目，造成我對「健康」與「安全」驚恐式的一絲不懈。

我沒有潔癖，我只是對進入身體的飲食既貪吃又恐懼。

不是別人惹了我，是我抗壓性太弱。
我對自己的認識是：
當我太持續注意健康時，就是我要發病的前兆。
而這個潛伏期，其實又已經長達數年。

憂鬱症沒有感染典型，
外向樂觀，內向淡漠，
誰都無法注定可以免疫。

2 發病，我確定我發病了！

排行老大的哥哥七十三歲，年輕時是招蜂引蝶的帥小子；過了中年後，可能是美國生活的封閉使然，他心裡、生活裡，只有最鍾愛的老婆與兩個女兒。哥哥是媽媽最疼愛的兒子，也是最孝順媽媽的孩子。我排行老么，受全家疼愛。

這樣的成長史帶來一個很必然的結果：哥哥和我是家裡脾氣最躁、遇事最急的壞孩子，但是我們對家人喋喋不休、萬事叮嚀、重複囉唆、鉅細靡遺。用好說來解釋，是我倆在關愛家人的態度上明顯的主動積極；用實說來坦白，是我們對家人的依賴感造成我們根本不能承擔家人有任何閃失，高家的老大老么神經最細最繃。

二〇一九年五月，我因為前一年的腦動脈瘤栓塞需做術後複診，醫院在兩週前已排好病房。我住院複診的前幾天，傳來哥哥在美住院的消息。

三天後，情況壞到我們三姐妹急著要去見最後一面。但，二姐簽證來不及，我的手術不能換時間，於是大姐跟大姐夫毫不遲疑立即登機飛美。大姐抵美報平安之後，就再也沒有給過任何有起色的好消息。

美國的大姐跟台灣的二姐相互通訊、二姐跟大嫂及兩個姪女也保持實況轉述，這中間，大姐偶把比較不嚴重也不淒慘的部分簡訊我，二姐則只輕描淡寫告訴我：「還是沒有改善，我們要做好心理準備。」

姐姐們太了解我了，她們根本不寄哥哥在病榻上的照片給我。在我們的原生家庭中，遇到大事時，大姐、二姐一向勇敢，哥哥一向婆婆媽媽卻細微周到，而我？沒錯！你們看得出來，我窩窩囊囊，我是一輩子含著奶嘴扮演老么角色的廢物。

然後在我住院的前一天，哥哥的病況發生無法解釋的神奇轉變，就在受洗隔日，明明彌留的他竟然微弱的開口說：「我餓了。」而且千真萬確，這不是迴光返照，是一天好過一天。

現在輪到我低迷了。我住院第二天早上六點開始禁食，準備十一點到手術房，結果一直等到傍晚六點才有護佐來推床，在手術室門口又等了一小時。

我一日未喝未飲，沒有絲毫飢餓感，但是心裡開始煩躁，跟先生及姐姐說：「今天延誤這麼長時間，大概醫生手風很不順喔。」

去年初次手術，從全身麻醉手術室到恢復室、到加護病房、到普通病房、到笑瞇瞇辦離院手續，完全像度假般輕鬆；現在醫生說複診更簡單，局部麻醉只要半小時手術時間，然後止血觀察幾小時就可出院，聽起來，這哪算什麼不得了的事呢？

但是事情的差別就在：同樣的術程，全身麻醉與局部麻醉是兩種感受完全不同的差別。前者像在搖籃裡夢遊聽故事，後者像在煉獄裡逼受火刑。

複診，是透過鼠蹊動脈把顯影劑打進腦動脈，總共四劑，每劑十五秒，第四劑二十秒。

每施打一劑，醫生就會叫叫我，看我有沒有反應。到第三劑時我連回答的力氣都沒有，醫生急了：「高小姐，高小姐，有聽到我的聲音嗎？有不舒服嗎？讓我聽到妳的聲音……。」

我好不容易說了一個「是」，醫生還加強語氣：「我叫妳，妳不能不做反應啊！這樣很嚇人的！」那可不？我就是被嚇死啦！

顯影劑，有用喝的，也有用針劑施打的，但是藥劑進入敏感的腦動脈，那就不是尋常感受了；你閉著的眼睛像被最大的風火雷電直劈，你的腦血管像竄進火燙的電爐鎢絲，你被繃帶束縛的頭顱一釐一毫都不能搖擺，因為醫生千交代萬交代：「不要動，忍住不要動，一動影像就模糊了，也就白拍了。」

這半小時的手術房經歷，讓我回到普通病房等候鼠蹊止血的幾小時，一句話也說不出來。次日平安到家後，我，再也沒有平靜過。我能想的都是：我住院的時間，正好是哥哥在美國醫院跟死神拔河的時候……。

哥哥的狀況，是由全家族互聯商議，任何危機都不對我細述。

哥哥奇蹟般地出院後，我卻跟二姐和先生說：「我憂鬱症可能要復發了。」

二姐說：「妳不要擔心，哥哥都已經出院了，大家都沒事了。」

我回到房裡，打開大姐飛美前我給她們的簡訊：

乾玲、乾榮

對哥哥的病況真的難過到無法言語

甚至不想問也不敢問

這些天不斷閃出當初獨自面對爸爸突發意外的驚恐畫面

有關這一部分的懦弱，可能是我終身都無法克服的障礙

希望妳們諒解

謝謝乾玲即時啟程向小嫺、逸婷、雙雙母女致上關懷
一直以來乾榮也為家族手足做了很多繁雜庶務
朋友無不一再聽到我對妳們的誇耀與感激
乾玲此行由我負責全程旅費
如果還有更大的負擔請告訴我

雖然哥哥已經平安，簡訊一看再看，我眼淚還是簌簌掉下……。

我心口破了一個補不起來的大洞，
恐懼的總和，讓我不斷的想：我發病了。
我想我發病了！
不，我是知道也確定我發病了！

憂鬱症會被太陽融化，
如果日子陰晴不定，
你就要在心裡架設陽光步道，
不讓自己的思緒潮濕。

3 如果此刻不美好，該怎麼過？

走過第一次憂鬱症，我以為自己是大神附體的穿牆人，真切以為，從此沒有什麼困境能再次阻擋我走向美好。然而，我的歡樂頌突然開始走音，世界劇烈搖晃並迎面垂直崩塌。

帶著微笑的憂鬱症，像一片透明玻璃，將我整個人非常均勻的切割成兩半；兩個一半的我相互拉扯著，唯有不鬆手才有機會勉強保有完整的軀體。

家裡的大門像是一道時空蟲洞，我穿越出去，就走進春風得意、笑意深濃的奇幻世界；再穿越蟲洞回家，我就又跳進另一個氛圍的世界，安靜頹廢，嚴密關上所有的探觸。

蟲洞內蟲洞外的我，都是真實的。我在掙扎中筋疲力盡，領教了憂鬱症的陰狠。決鬥時刻又來了，這一次的挑釁，我實在有點招架不住。

以前憂鬱來襲，是傷心使然，凡事無感之餘，因哀莫大於心死，反而安然的接受承受了。這次很奇怪，什麼事也沒發生，可是暴怒聲量嚇到我自己，我很想找個方式粉身碎骨，反正也沒有什麼遺憾。

以前，憂鬱症有所謂好發季節，耶誕節、跨年、春節，兩個月又濕又冷又多雨的日子，遇到一個內心焦躁、生活煩躁、友情乾燥的高溫稻草人，觸電觸燃的發生率就很高了。

現在，憂鬱症沒有好發季，因為季季通行，且，來去由他不由人。

我早就脫離江湖帶來的煩惱，正是不費吹灰之力就會得到歲月靜好的舒坦，歡樂之歌唱得漫天價響已十多年。然而，事情就是這樣莫名其妙的發生了，我不穩定的時間越來越密集。

我問自己，才寫完《此刻最美好》就復發憂鬱症，那是書寫的部分在騙人？還是發病的部分在騙人？想到這，我就無力的爬回床上，好像陷在自己不能說的祕密裡。躺著，躺著，我又沉溺到那種靠躺著來消磨自己的默劇裡。

那時，我應邀去台南圖書館演講，兩個月前即網上公布的訊息，已有六十個讀者報名。書名《此刻最美好》仍是演講主題。

但是，我怎麼能去？一個人如果運用到「此刻最美好」五個字的時候，臉上線條卻像一張平板單光紙，一絲笑容都擠不出來，那是要去嚇誰呢？

我過不了自己這關，我知道我一去就穿幫了，我會黑著一張臉毫無表情講兩小時自己也不明白的話，然後，從圖書館讀者到我自己，不知道會發生多少尷尬的冷場？

我跟先生說我必須取消演講，先生不答話。

我轉向二姐求援：「我的情緒沒辦法演講，再不取消來不及了！」

二姐說：「不要取消啊！這樣會讓圖書館措手不及的！妳上次在誠品的讀者會很成功，人家喜歡聽妳說話，去去去，一定要去。」

然後二姐跟姐夫說：「星期五你也一起下台南，陪愛倫演講去。」一向忙碌的姐夫立刻用很樂意的聲音表情說：「好啊好啊！下班後我們坐晚班高鐵。」台南的表弟、表弟媳也被拉入陪同的陣容。

我的恐慌稍微平息一點，就安心的再把自己的書重看一遍，預測讀者可能喜歡提問的話題。

在座讀者個個流露歡喜容顏，只有一位讀者神情是和悅中有著哀愁，我當下就敏感她處於某種困境中。她跑上台來問我：「此刻最美好當然是大家努力追求的，但是我想知道，就算經過所有努力，就算長久以來遇事不退縮，可是此刻還是不美好，那該怎麼辦？還能有什麼方法幫助我們去面對？」

天啊！我自己早就在反覆思索：「如果此刻並不美好，那我們該怎麼過？」

是的，很多人此刻並不美好，包括我自己此刻尤其不美好。

我和這位讀者顯然面臨同樣的狀態，立刻通電共頻了。

我當時恨不得抱著她大哭，覺得她完全說中了我的情緒。但是我只是緊緊的抱著她而已，希望這樣的擁抱能帶給她一些力量。

花無百日紅，人無千日好，生活裡精緻的蛋糕、閃爍的仙女棒，都只是歡愉的點綴，此刻最美好真的也美在「此刻」罷了；其他時候，我們都是在揀選中、運氣中、智慧中試著延續「還不錯」而已。

我抱著妳，有讓妳紓解一些情緒嗎？我有，希望妳也有。

我很慶幸我去了台南圖書館演講，就算為妳一人而去，我也認為值得。不管你幾歲，人生總有悲歌，那些安靜的蒼涼，也許有人聽得到，也許有人聽得懂，但是陷在鬱境裡的我們，必須盡可能學習轉音。

在情緒的水波上，我們像是竹筏上的坐客，船夫撐竿滑行助力再好，我們也要懂得調整左右上下的載重量、穩定度，這才是不翻船的關鍵。

我們需要幫助，我們也需要堅定自己。專業心理醫生、企業領導人、優質藝人，很多精英分子一旦鬱症纏身，也一樣要奮鬥不懈才能戰勝各種陰暗。

「困頓」絕對不是憂鬱症來襲的主因。我有一些朋友，檢查他們的生活，什麼都不缺，什麼都不少，嚴格說來，他們不但有能力揮金如土，而且身體健康，可是，他們的情緒很像懸崖枯藤，不時以泰山千鈞之力騰空飛起，再靠臨時藥物安全降落，讓四周相伴的人也提著一口氣，輕鬆不起來。

快樂是吉，憂鬱是凶。我們要學會滄海一聲笑的瀟灑，更要懂得在墜入黑洞漩渦的即時求救。

憂鬱是間歇性的，有針對性；憂鬱症是持續性的，沒有確鑿事項，所以並不難分辨。

在台南曬了兩天太陽，我覺得舒服點。

先生說：「妳曬太陽會舒服，我們就趁小妹在新加坡的時候，過去輕鬆幾天，妳什麼事都不要做，連外幣都不要帶，要花錢就先借用小妹的。」

出門？坐飛機？你不知道我不喜歡航空飛行嗎？

我滿腦子想著台南讀者的提問：

如果此刻就是不美好，怎麼辦呢？

甚至，我想的比她多，

如果此刻永遠不美好了，該到哪裡找解藥？

憂鬱症是魔鬼訓練，
第一課測驗你倒行逆施的能耐，
當你想賴在床上進入渾沌狀態時，
只要能站起來把床褥拍打一頓，
就算過關了！

4 放慢節奏，力圖振作

我做了很大的努力，我不要再回到從前吃藥的日子。第一次憂鬱症是情傷作祟外加更年期搗蛋，又逢爸爸生病，加上我對自己熱愛的工作有了反感，這些事情累積出情緒的炸藥成分，但是當時並不懂得是憂鬱症，不但醫生說得不清不楚，連藥都吃得糊裡糊塗。

從台南演講回來後，我認真開始在網路查詢資料，這次我要認清楚我為什麼被纏繞打攪。反正已經衝浪過一次，還怕海水有鹽嗎？看看我能為自己找到什麼秘方或偏方。

嚴格說來，過去我從沒有閱覽過憂鬱症，如今，把它當作正式作業研讀，認真比對自己的狀況。

我也請先生多了解一下憂鬱症的知識，我需要他在必要時候協助料理我的情緒，但這是做夢，他唯一的支持就是陪伴，對我沒有其他主動行為的助力。

有時，我會陷入偏執的憤怒，認為先生是一面沉默的立體牆壁，他用消音器把我滅絕在沒有出口的艙房裡。不管原因如何，我傾斜了，我失衡了，但是我掙扎著不要看醫生……不要看醫生……不要看醫生……。

我打算用意志力為自己抓第一帖藥，我不斷對自己信心喊話：不准再「down」下去。

我說：「振作振作。」

我說：「逆轉逆轉。」

我說：「工作工作。」

我什麼方法都願意試，我要搬動我自己這個大石塊，讓他繼續順利的滾動，但是我的笑臉輸給一張沒有活力的黑臉。我不照相，也不為別人照相，我甚至不再看鏡子。

我真的力圖振作，一步一步蹣跚向前。

❶ 我選擇安靜下來，潛水到心海去

此時安靜的最大意義，是以靜制動，讓所有形於外蘊於內的節奏都放緩下來。

我不衡量世界是否還記得我，我只專心的忘掉世界。讓所有的「不要」都失去重量，讓所有的「要」都聚焦在讓我產生力量的觸擊點。

潛水的時候，下去、上來，我都慢慢來，循序漸進，這是最高原則，任性不得。因為快進快出的節奏，已經讓我過於疲憊。所有憂鬱症都夾帶疲勞症狀。

我的家很大？我的家很小？我的家不管是大是小，都夠自己在家裡完成環遊世界的壯舉。

我不會對寂靜感到害怕，因為家裡最安全，我只要好好檢查我對自己擁有的世界還可以完成多少想像？好好關注一下我可以完全掌握的家，在不花錢的原則下，整理清潔、變換擺設、調度家具，大可因此確定自己有個巨人的肩膀與巨人的腳掌，頂得住天，壓得住地。

平面移動的勞動，激發我偶有創意與活力的快感。

❷ 我不再參加社交活動

因為參加的結果，老是讓自己陷入力不從心的懊惱中。

我一向少有不喜歡的人事物，但是「病灶」讓我諸多不耐，明明沒脾氣也產生想發脾氣的衝動，於是我以手背不應局的理由，把很多約會視同一副難以起死回生的爛牌，絕不裝腔作勢的虛應，直接扣牌pass自己。

關起自己是不亂闖禍的有效方式。因為我已應付不了自己，就不要好強去做別人的開心果、解語花吧！暫時冷處理友情、暫時把繁華當一朵人工塑膠花一樣的丟棄，這才是真正留得青山在的作為。

❸ 我的美麗與你分享，我的憔悴自己休養

我喜歡用我的笑容表達我對鄰居的友善，所以我是全社區最愛問安者之一。但是鬱襲之後，我顯得嚴肅而戒備，用白話文自嘲就是：一臉討人厭的樣子。於是我出門戴口罩的密度提升到百分百。出門戴上口罩，迎面而來的是敵是友就都沒關係了。

是友，我不必擔心自己不微笑的臉殺氣騰騰，少製造一層心事。至於不喜歡的，戴著口罩就等同視而不見，能擦肩而過的當對方不存在，也算是一種療效。

暫時，我還不想讓別人識破我的低潮，所以口罩之於我，簡直就是劍客的面罩，可以省略很多繁文縟節的表情語言。在口罩掩護下的安全感，讓我覺得自己還

可以保留禮貌的底蘊風範，這是很具正面意義的。

❹ 用激烈的運動馴服自己內心的黑暗天使

不管生理性還是心理性的憂鬱症，都無可避免伴隨著悲傷與憤怒兩個主力情緒。在氣什麼？在難過什麼？自己說不清，也理不出頭緒，就是悲傷地想哭，就是憤怒地想嘶吼。

來，做點毀滅性的運動。我們從來不會打拳，但我們可以做拳擊有氧。我們連棒球都看不懂，但我們可以到練習場揮棒打擊。

我們沒有爭強鬥狠的習性，但去打一場漆彈槍戰如何？讓自己歷經一場沒有人會受傷的生死鬥，我相信蠻幹會帶來痛快感、暢快感。到遊樂場投幣十元就可以對打滑板球或敲娃娃頭，這個遊戲連醫院都該列入憂鬱症復健項目。

我們不會繪畫，可是我們可以穿著工作服，提著幾桶顏料挑戰我們在畫布上潑灑的創意，反正怎樣都能解釋自己的作品，我們在這樣的過程裡很自由。

以上這些我都還沒做到，但我先做了另一件事。我添了一台桌上型電腦，速度快是首選，因為有三千元左右的差價，工程師說：「除了要打線上電玩，若妳以文字處理為主，實在不需要這麼快的速度。」我說：「我就是要打電玩。」

先生不可置信的看著我，他知道我有多痛恨電玩，總覺得這個科技遊戲荒廢了很多孩子的正當學習時間。而我，需要打電玩，我需要灌注戰鬥性的專注，虛擬的存活之戰都可以是一種療方。

❺ 每天都要為自己換上戰袍

下床？很不容易！出房門？非常困難！打扮整齊？更沒有可能！

當這些都做不到的時候，你至少要做一件事，把睡衣換下；居家服？休閒服？外出服？都行！只要脫下睡衣換上任何衣服，就是你當日的戰袍，因為最簡單的穿著行為也可以為我們的精、氣、神加分。

如果非憂鬱不可，也不要做個邋遢憂鬱鬼吧！

我沒有覺得憂鬱症是不名譽的；
我也沒有覺得憂鬱症是需要得到特惠待遇的。
如果用平常心看待自己比較好，就用平常心；
如果用特別態度看待自己比較好，就用特別態度，
我就是這樣振作鼓舞自己的。
我走的所有曲線或直線，都是為了要走到「好」的定點。
我真的很努力。

憂鬱症的謊言成分是零，
你當下的低潮到底；
你當下的高亢到頂；
都像一匹失控奔馳的野馬。

5 如果爸爸在，他會懂我

每天早上睜開眼睛的第一個念頭就是：這日子是過不下去了。為什麼過不下去？不知道！就是覺得樣樣沒意思！

我婚姻中最大的幸運，就是遇到一個不爭論、不辯論、不申論的憨漢。但是我婚姻中最大的不幸，就是共同生活的憨漢，雖然心好人好脾氣好，卻完全不懂察言觀色、不會噓寒問暖。

他不會逗我笑；他也不會被我逗笑。他從不曾阻止我按自己的方法尋找快樂，但是他也從不曾主動布局屬於我們的共同快樂。

至於我的原生家庭，我的姐姐們，沒有朋友不羨慕我們感情的深厚；但是怎麼說呢？有婿有媳有孫之後，我覺得我是高家的外人了，而那個壞透了的感覺常常讓我不舒服。

爸爸給的「愛的示範」那麼多，我們手足相互之間本來也都很充沛，為什麼越老越稀薄了？

這世界，沒有我稀罕的東西。只有原生家庭愛的延續和自組家庭愛的飽滿，才讓我安心。雖然有病痛，家人一定是第一時間全員到齊，但是，家人是身心止痛劑，也應該是甜蜜巧克力啊！

我把心裡總是疙疙瘩瘩的感覺，一方面怪罪到我最親愛的家人身上，一方面又擔心我可能不久就會不在了，是不是該預做一些安排呢？

有一天從民生社區圓環的富邦銀行回到姐姐家，專員很快打電話來：「我是剛剛服務您的專員，我想冒昧問一下，您最近一兩年有沒有受過什麼傷，造成記憶受損嗎？」

「沒有呀！」我回答。

「那您別介意，我再問一件事，有人逼迫您提領金錢嗎？或是您有沒有受到什麼威脅？」對方再問。

喔！我明白了！我去銀行時說話太急促焦躁，專員以為我背後受到挾持，特別來進行電話關懷。

「我記不住自己的儲蓄項目，所以才會查前面的紀錄，這完全是我個人不擅理財的結果，沒有任何複雜背景，謝謝你的關心。」我解釋。

聽起來，我在專員面前的表現，很像一個驚慌失措的老太太。難道我連看起來都像失能老婦嗎？

接著在自己家客廳，我突然盛怒失控：「你要逼我終結在你手上是不是？你要幫我收屍？還是我拉著你一起跳？我勸你快回高雄去，那我出事就跟你沒關係，我恨你……。」

我也記不得還說了哪些鬼話，哭著跑回房裡，定南跟進來，我大哭：「你非要我現在死嗎？」他抱著我說了八個字：「不要不要，不會不會。」

有聲音就好，聽到他發出聲音就好。我爬回床上，抱著被子哭，他坐到床邊，大手握著我，很暖，但是為什麼，我老覺得自己活在「冷暴力」之中？一個過度沉默的配偶，真的會把對方推進心理諮商的診間嗎？

我繼續勉為其難的撐住自己，每天刻意坐車到台北，在安全的地下道路或地上道路快走，我不能走運動場，也不能走社區大廣場或跑步機，因為單一又重複的事總是會讓我發狂。

我可憐的先生連陪我走路都做不到，他雖然身體健康，但是他的邏輯是走慢走久，跟我的快走快閃完全不同調。

那天，我不記得日期，但我記得過程，我和群組友伴在忠孝東路喜來登飯店的請客樓午餐，離開時還看到身穿紅衣的郭小莊和她照了一張相，當時的雄心大志是要快走到基隆路的市府轉運站，可是念頭突襲，我覺得乏力，坐朋友車到神旺飯店上了一八一五國光號直奔回家。

我一進門就狂哭：「幫我掛號！」

住家對面的長庚醫院當日不知是沒有家醫科、腦神經內科，還是掛不進去，先生忙著瀏覽網頁後說：「只掛到內湖三總的晚診。」

「你也一起掛號！我要看看你是什麼問題，我要知道我是不是被你弄發瘋的。」我的先生吳定南，他真的很乖，他真的一起掛號。

我躺在床上，每日例行一哭。

這天，他沒坐在床邊，他拉了一張椅子坐在落地窗前面，面對我，擋著整片玻璃的進出口，目不轉睛，沉默。背光中，他的臉色已少了我喜歡的紅潤，但是看起來還是我一直沒有說過的原始感覺。他的輪廓跟我爸爸很像，只是他的大頭大臉應該比我爸爸大兩號。但為什麼在他眼裡、口裡、思路裡、肢體表達裡，我爸爸的善解人意，他連十分之一都沒有？

天色暗下時，我改變主意：「取消掛號，我不去看了，看也沒用。」他說：「還是去看看吧！看完，我們今晚住二姐家好不好？」

沒有人知道，也沒有人理會我的感受對不對？但是，我如此真實地一再覺得：我的心在我最愛的兩個家中，不停的受傷。

如果爸爸在，他會懂我，一如我永遠懂他。

爸爸讓媽媽愛他一輩子。爸爸讓四個孩子愛他一輩子。

我是女兒，但我一生都在學爸爸，所以，可能，我因此而混亂了我的角色，我覺得累極了。

我想爸爸，我常常想爸爸。只有爸爸能救我。

想到爸爸，我起身，洗把臉，決定去三總看門診。

學做自己的陪伴者

我原本要定居高雄，結果臨時改變主意搬到基隆。住在高雄，我可能一個月坐高鐵回台北看姐姐一次，住在基隆，我就可以天天回台北看姐姐們。

一百個朋友反對我搬離台北市區，只有謝麗珍說出重點：「基隆雨多太陽少，定南又安靜地不說話，妳會得憂鬱症的。」

「哪有這回事，我很喜歡飄雨的情調咧！我還特別選了西曬的位置，冬天都會有陽光。」我如此說著。

預測全都變成事實了。是環境潮濕讓我心煩嗎？是沉默的伴侶讓我難受嗎？是朋友相約總要奔波台北？不像過去老宅是個聯誼招待所，動輒二十人來同度歡樂時光。以上發病理由都有可能，但是也全非可能。

在大姐第一次說：「妳現在都不愛笑了。」我就該有所警覺，因為這是爸爸曾說過的話，而且果然演變成憂鬱症。

我的個性，是會把內心情緒和臉上表情合而為一的，我聽到姐姐的「批評」覺得火大，但是我沒有反駁，只在心中惡狠狠地說：「我不說話、不笑，是因為妳們都在滑手機。而且妳們也只有在看到孫子的時候才有笑容。」

其實那時我就該仔細端詳自己的內心，我又不會笑了，為什麼？我過去十幾年是「很愛」笑的，你能理解「愛笑」跟「會笑」中間有很大差別嗎？一個「愛笑」的人進入「不會笑」的心境，就是情緒滑落出現大角度陡坡，一不小心，整個人就會以滾動的速度落底。

每一個憂鬱症患者，即使自己不承認，真正熟識的朋友都會對他的行為改變「心裡有數」，**但是最重要的還是當事人要知道身處危機、面對危機、解除危機。**

有時候，只要安靜的陪伴就好

我確定自己「垮了」之後，幾乎切斷所有的聯繫，本來鄰居來家裡拿團食時，我慣常是要拉著他們多坐坐、聊聊天，以物易物回應善意的友誼。不對勁之後，定南奉命說：「愛倫正在洗澡。」「愛倫已經睡了。」「愛倫今天住台北。」

我不是不見朋友及鄰居，我是根本不能見人。

是的，不能見人，很多憂鬱症病人不僅不能見人，連家裡窗簾都不拉開，明明需要陽光，卻連陽光都躲避。

好的陪伴者對憂鬱症是重要的，但是這次我知道我得成為自己的陪伴者。

姐姐們已經變心，為了孫子，早已棄我不顧，我覺得台北、基隆交通便捷，她們卻覺得基隆是個遙遠的地方。算了，妳們愛來不來。

我有我自己，當然，我也有我相依為命的先生。

我的先生有一流的服務態度，他會準時準點餵我食物，我抓狂失控的時候他也認真聆聽，但完全無法應對與安慰，有時這樣的沉默對我形成更嚴重的激怒；除此之外，其他所有事情都是「一個命令，一個動作」。

屋裡，二十四小時都是兩個人，但是，我真的只有自己。一個對數字符號有驚人記憶與換算技法的天才，在人情世故上，卻如此不純熟，他顯然有一個未被啟動的開關，我查閱醫學資料發現，如果杏仁核的功能不足，就沒有感情的記憶，也就不可能有幽默感，最典型的代表就是亞斯伯格症。

亞斯伯格症患者照顧憂鬱症，那是什麼樣的互動？當然，這些只是假設，其實我也無能為力再去要求或改善他學習有益雙方情感需求的模式。所有事情無關於愛或不愛，只是當我內心在撕裂時，我看到我的先生，就會出現很多危險的念頭。

有一天我在臉書上看到王冠雄老師寫的比擬故事，很能安慰我的心情：「有一群騎馬的印地安人經過另一群走路的印地安人身旁時，一位年輕騎士問最有智慧的族長：『他們為什麼不騎馬？』族長：『因為他們沒有馬。』」

他為什麼不騎馬？因為他沒有馬！先生為什麼無法洞察我的需要來照顧我？因為他思路裡少了一個零件。他不是不做，他是不會做也做不到。

我狀況好時，這個故事的啟發可以讓我安分點，但是如果我能一直這麼安分，我哪裡還需要看醫生呢？血清素傳導不足，終究還是我最大的敵人，我必須靠藥物調整，但我也真的在能力範圍內盡量自己鼓舞自己。

「自己鼓舞自己」這六個字聽起來有點淒涼，但也無可奈何，因為那時的我，心門緊閉，並不能接受其他聰明人、讀心人的協助。

有一個很棒的社區鄰居施麗華，看到先生憂心忡忡的臉書貼文，她留言：

讓愛倫點名想看看誰出現，
城堡的人一定秒到，我們都會很樂意陪她，
就算愛倫不想說話，我們也能自得其樂的自說自話，
真的！

這樣的人很適合做陪伴者，她不給人壓力，自己也不會因為對方的態度而產生壓力。

人間蒸發的兩個月，我對自己的陪伴時而安適，時而厭世。

好的時候跟先生說「謝謝」，不好的時候追問先生「是不是要逼死我？」先生以不變應萬變，時間到了，吃飯；時間到了，切藥；時間到了，睡覺。我必須慶幸，不管我怎樣，他自己始終不會有負面情緒。

Chapter 2.

鬱卒

走出憂鬱第一步，開始治療！

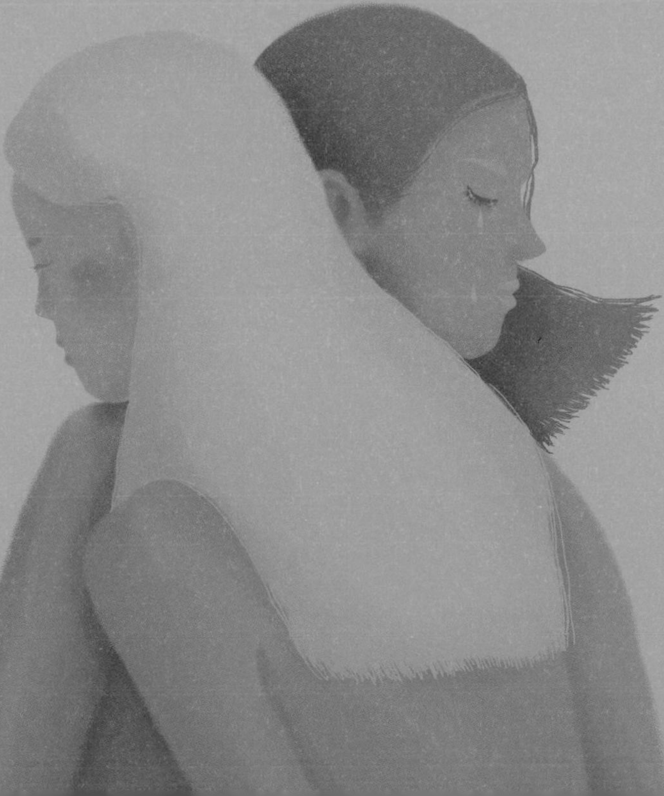

不要害怕承認自己需要幫助，
正規藥物，合情合理合法，
每天吃一點健素糖，
憂鬱症裡的血清素就會跟你和解。

1 走進診間，接受治療

內湖三總，夜間門診，精神科，萬芳榮醫生，我初診初見。

病號真多，等待看診的人也實在不少，一個個穿得那麼時尚，真想過去問：「你哪裡不對勁？還一直滑手機、一直滑手機。」最討厭走到哪滑到哪的人，能這麼專心滑手機還會有什麼病？拿你的手機去熬湯藥服用呀！愛打麻將的人，感冒時不就是說要喝麻將湯嗎？

我進診間時，可以想像我整個人是狼狽不堪的。

萬醫生很溫和：「怎麼了？說給我聽聽。」

我：「低潮。」

醫生：「嗯！還有呢？」

我：「很低潮！」

醫生：「能分辨不是一時的情緒不好？」
我：「非常低潮！」
醫生：「妳覺得是什麼問題？」
我：「我以前犯過憂鬱症。本來我很愛笑，現在已經很長時間沒有笑容，連基本禮貌的笑容都笑不出來。」

過程裡，他總是想辦法引我說話，那是透過問診來觀察我的憂鬱等級吧？

醫生：「如果吃點藥讓妳舒服一點，妳會願意吃嗎？」
我：「再給我兩星期時間，我想試試看能不能靠意志力克服。」
醫生：「妳現在不想吃，我就不給妳開藥，等下星期來的時候再重新考慮，我不急，也不催妳，妳要確實同意服藥時我再開藥。」

先生急切插嘴：「我太太記性很差，什麼都記不住，連剛剛說過的話都會忘記。」

醫生說：「你們這個年紀記性不好是非常正常的，大家狀況都差不多，不需要擔心，但是……。」

「但是」是極大的關鍵字眼。

醫生告訴我們：「超過六十歲的憂鬱症患者，現在的專門科別通常會把失智症納入問診考量，因為很多失智病人的前期徵兆，是從憂鬱症症狀開始的。」即使如此，萬醫生還是加強解釋：「我有義務告訴你們這兩種症狀的連帶關係，但並不表示這是一定會發生的順序。」

「那憂鬱症的藥和失智症有什麼關係呢？」我問。

「憂鬱症的藥對失智已經造成的傷害，可能有些微安定彌補作用。」萬醫生如此回答。

憂鬱症嚴重？還是失智症嚴重？聽到這，我還有什麼可以猶豫的？

我跟醫生說：「那不等了，我現在就接受服藥。我不想一個病拖成兩種病。」

同意服藥後，醫生前後三次叮嚀：「妳可以考慮延後吃藥，心裡不要有一絲勉強，但是如果我開了藥，妳就一定要吃，而且絕對不能擅自停藥。這點妳做得到嗎？更不可以沒有吃藥，卻對我謊稱吃了藥。」

「相信我，我是模範病號。我不喜歡上醫院，我也不喜歡吃藥，但是我來了又拿了藥，就一定會照指示準時服用。」

我的部分解決了，醫生看健保卡說：「吳先生是什麼問題？」

吳先生不會知道他有什麼問題，是我要求他跟著掛號，他就掛號了，如此而已。我一點都不修飾地跟醫生直言：「吳先生的問題就是我的問題，我覺得我的憂鬱症是被他誘發出來的，我想知道有沒有任何醫學鑑定，可確認他是否有亞斯伯格症？」

萬醫生答案明確：「第一，亞斯伯格症是在青年期診斷，這個年齡再鑑定沒有什麼意義。第二，同一門診醫生基於醫療道德，不可以為同一門診的夫妻鑑定亞斯伯格症，以免造成破壞婚姻關係的藉口，如果要治療，吳先生必須去其他的相關門診。」

萬醫生說：「不過我希望妳先聽聽我的意見。所有的夫妻都各有症狀，脾氣暴躁的人可能就是不講理症狀，自以為是的人可能就是霸道症狀，凡事不做主張又容易著急可能就是懦弱症狀，包括亞斯伯格在內，每一個人都會因為某種特質鮮明而被界定成一個主觀的形容詞。」

我遇到一個哲學家精神科醫生？萬醫生繼續說：「夫妻需要的就是無終止的磨合。我剛剛舉的所有例子，妳都可以把那些強烈個性當作亞斯伯格症的一種，像現在，我也可以解釋妳所形容的吳先生是有『固執症』。」

原來不只是看憂鬱症，我還得到婚姻諮商的專業分析，當下，心情舒坦很多，至於這個論點在未來能保鮮多久？不知道。

關於我是不是受困在我先生的亞斯伯格症裡，我相信這輩子是不會有答案的，而他自己顯然完全不在意究竟有沒有這方面的問題。

總之，我的吃藥生涯，由此開始。

我乖乖服藥，但是第二週再去看門診時，症狀無明顯改善。

我只是不「狂」，但還是繼續「down」。嗜睡狀況如同藥袋上的警示語般嚴重。於是醫生調整藥量，將我從每天半顆藥加到一天一顆藥，分早晚兩次服用。

剛開始，先生拿鋸子刀幫我分割成兩個半顆藥，藥好硬，很難切平均，是姐姐幫我到藥局買了一個切藥器。

我：「我的狀況大概要服藥多久？」

醫生：「我先預估六個月。」

我：「如果我兩個月就進步又穩定，可以停藥嗎？」

醫生：「妳真的好性急。這樣好不好，只要妳想停藥，妳就提出來跟我討論；但是在我們有共識與結論之前，妳還是絕對信守承諾，絕不私自停藥，同意嗎？」

我：「我絕不私自停藥。」

醫生：「這個藥沒有依賴性，沒有上癮性，非常安全，妳來的時候情緒可能已掉在六十分以下，如果慢慢拉到六十分、七十分的時候妳就想停藥，那很像拔河，妳以為妳贏了，一鬆手，又被拖回去，如果拖過界線想再牽引回來，就會加倍困難，很可能就得進入終身服藥狀況，妳是第二次發作，不排除有憂鬱症基因的存在。」

我：「那為什麼不直接開強一點的藥，拉快一點？」

醫生：「直接拉到八十分？九十分？甚至一百分？說實話，太快拉高有拉高的代價，有我們無法預測的可能危險。」

嗯！我懂了，「我們這種人」的體質，是不能在藥劑隧道裡坐雲霄飛車的。

第三個星期再去，我改善的程度是「不狂」、「不down」，但是我還是很不快樂，我不喜歡不會笑的自己。

醫生繼續要求我每週至門診報到，始終不給我開長期處方箋；因為藥量仍在調整中，他要「看」到我整個人的精神狀態，才能做後續精確判斷。

十幾年看遍醫生都無成效的乾眼症，這時好了，我問：「會是憂鬱症藥治好乾眼症嗎？」醫生說沒有這方面的醫學報告，但是萬醫生也遇到吃憂鬱症藥的病人，其耳鳴也好了。

想來，我狀況不好時，已太久不看手機、電腦、電視，眨眼睛次數比較正常，加上常常咆嘯狂哭，淚腺真的被沖刷開通了。

醫生恭喜我：「妳運氣很好，吃三個星期的藥就恢復得這麼好，表示妳整個起因是單純的。」

醫學指出，憂鬱症有五十%患者是因為血清素、多巴胺、正腎上腺素的分泌失調，造成主導愉悅感的快樂荷爾蒙不足，所以嚴格說來，憂鬱症不算是「病」，大凡無特殊狀況患者，都是從血清素、多巴胺補充開始著手，如果有效，在短時間就會進入佳境，但如果沒有改善跡象，跳脫這五十%的機率再去重新找出對症藥物，就會倍增困難。

為了滿足我「非要會笑不可的期待」，醫生同意將我每日一顆藥加到一顆半。他說：「這個藥的極限是一日兩顆，但我們到此為止，不管狀況如何，我都不會再給妳超過一顆半的藥量。」

我病識感很強，當我一再拉不起自己的時候，我會求診求醫。

我還會跟醫生討拍要糖吃：「醫生，我的病識感很強吧？」

醫生：「中等！病識感強的人會很主動搜尋資料。」

我：「我就是呀！我還查到『微笑憂鬱症』，可是我問任何人都沒有人知道這個症狀的醫學名稱，包括我所有吃憂鬱症藥的朋友。」

醫生笑了：「微笑憂鬱症病例這兩年確實越來越多。」

我：「微笑憂鬱症患者把憂鬱情緒完全隱藏起來，是不是特別危險？」
醫生：「不易覺察，不易評估，所以很難行為預測。」

以前的強大，不代表現在的威力；
如果感覺到自己這也不足那也不足，
那即便是神仙，也要吃點靈芝補補吧！
我服藥，不再那麼哀傷。

憂鬱症怕親情、愛情、友情，
它更怕你們團結成一股力量，
所以它會各個擊破。
切記！不要在互助時傷害到彼此。

2 好友的安慰，力量如太陽

我跟醫生說：「我要去新加坡曬太陽，我下週不能來，然後我希望我出國時精神能更好一點。」

經過這次交涉，醫生把我的藥期開長一點點，但也只是多給兩天的藥。

我是一個在吃抗憂鬱藥的病號，怎麼好像一個假釋犯，被管束到一回國就必須去門診報到。

不是不能停藥嗎？我很害怕出國萬一延長時間回來，備藥不足怎麼辦？我就到藥局去問，結果憂鬱症的藥多為管制藥品，沒有處方箋根本買不到。

初發病時，一個老朋友約見，因為他家裡曾有過相同病號且形成悲劇，我想他會理解我的處境，直言：「我狀況不好，準備去新加坡曬曬大太陽，暫時不見面了。」

他立刻就懂，提醒我：「記得將藥方永久儲存並交給親人保管，以備未來需要。我太太第三次發病時，她的主治醫生已經不在，原來治療的手寫藥方因時間久遠，都沒有輸進電腦，新的醫生就一再試藥，結果都對她無效，終於造成遺憾，切記切記。只要適合自己的藥方一定要保存起來，以應不時之需。陽光有助血清素增加，多曬曬太陽。」

我的藥不敢放在行李箱，萬一行李箱掉了呢？藥放在隨身包的拉鍊袋裡，貼身斜背最安全，走到哪一站，都還會打開來看看是否安在。

出發新加坡之前，先生發了短訊跟妹妹、妹婿說明：

愛倫最近狀況不好
已在三總看門診
她之前不想見人也不願意去新加坡
可是吃藥後情緒有改善
我們到新加坡後
萬一她有不穩定或遲緩或急躁
請你們一定要有耐心

不過也不要太擔心
她是很聽醫生話的病號
昨晚醫生說她進步很快

我們到新加坡，天天毛毛雨。我每天被操練走路，甚至還下游泳池泡水。什麼人種都有的新加坡，大環境還是依然乾淨，我怕陌生地方，但現在反過來了，原來身處一個什麼人都不認識的時空裡，感覺竟是等級很高的釋放。不看手機，不看電視，沒有無聊，沒有無趣，每天晚上九點就睡，睡得很好，因為我有吃一顆輔助睡眠時「不亂放電」的藥。

本來多半是關機狀態的我，那天突然開機，就接到香港來的電話。

「最近有沒有快樂起來？」

「有進步！我在新加坡。」

她對我幫助很大，其實拿藥回家的第一件事，我就是電訊她：「吃藥有沒有副作用？」

「放一百個心。」

然後我覺得我需要她的帶路。

「我狀況不對。情緒崩盤，振作不起來。」

「有什麼特別事發生嗎？」

「沒特別事，但一直出現負面情緒。」

「吃藥會好！把毒藥變美酒。按時吃藥，睡個好覺，每個明天都會比較好。」

她真的不再是我的小妹妹，現在的她真的什麼都很懂。

「愛倫，兵來將擋，水來土掩，享受妳現在擁有的，真的沒有什麼好怕的，大不了上天堂。妳不恐懼病就好了。要不就跟憂鬱症並存，要不就把它吃掉，妳的能耐比它大。但是要跟醫生合作，詳細告訴醫生吃藥後的情況，把藥調到最理想狀況，然後按時吃藥就沒事了。」

「我覺得什麼都無趣。」

「那跟好友、親人傾訴，看清無趣的原因，把它消融掉。本來無一物，何處染塵埃。」

「誰都不想見。每天發傻。」

「不想見人而可以不見也是一種自由和幸福呀！發傻更好，發傻就享受發傻，不犯法呀！沒有事情是大不了的，珍惜現在，珍惜今天，反正一百年後大家都一樣。」

「唯一好處，是嚴重十幾年醫不好的乾眼症好了。」

「See！每件事都有好的一面。」

「朋友很多，可是不想跟別人開口談自己的狀況。」

「一個就夠，那麼多人要說那麼多遍，更累。」

「跟妳說什麼，答案都舒心。」

「妳想問什麼就問吧！任何事我都有答案。其實妳現在是隨心所欲的階段，不愛見人就不見人，不愛笑就不笑，身邊人不介意又願意常相左右，妳的人生已經很夠本了。」

最後再來一段叮嚀：

「妳會打坐嗎？盤腿坐，雙手疊在大腿上，大拇指相連，雙眼下垂，什麼也別想，數呼吸，一呼一吸是一次，數了十次，再從一開始數，如腦子有其他念頭，只察覺它，不要評判它。這樣任何事情就像雲彩一樣會過去的。」

此後，每隔幾天，她就會來逗逗我。

我覺得很輕鬆，好像在跟她寫喜劇對白自娛。

老中青三代，我都有憂鬱症朋友，但是不管經過多少年時間的調整，我這個新病號的穩定度似乎比他們高一點，所以我不敢輕易和病友交換意見，怕自己突然又吃到他們的子彈或炸彈。

知道自己不好時，我內縮，內縮的最大優點是不會去打擾到別人，也不會傷害到別人。

在新加坡接到電話時，我聲音有氣無力，朋友就先去鼓勵先生。

「照顧憂鬱症病人，旁邊的人最辛苦，你帶她去打乒乓球，乒乓球可以打通腦袋裡四個穴位，對憂鬱症的改善最有效，還有，千萬千萬盯緊她，絕對不可擅自停藥。」一通電話，安慰了兩個人。

之後，我查網路，憂鬱症的病人的確被叮嚀要多運動，而唯一被提及的運動項目就是乒乓球。

「不可擅自停藥」，這是醫生和朋友都重複又重複交代的事。網上紀錄很多，我想停藥和悲劇之間有著簡單易懂的關聯。嚴重的憂鬱症病患，無力在「懶得動」、「動不了」，這也相對形成一種因無力而不致闖禍的好處。**可是吃藥吃得半好不好時，你有力氣了，判斷力和自制力卻不足，若此時有妄念，就會不計後果的去完成。**舉凡在新聞事件中出現的憂鬱症悲劇，都是之前有服藥紀錄的。

我的萬醫生也告訴我：「妳可以選擇在願意的時候再開始吃藥，但是只要同意吃藥後，就要經過我的同意才能停藥。」

我們都是鬱牢裡的困囚。

我們無法越獄，我們必須接受矯正性的服刑，如果我們內外兼修，不怯藥石，我們很快就能得到假釋。假釋就是回到社會，試煉自己是否已具備抗體，讓我們驗證多人、多事、多煩躁的環境，會不會又輕易把我們推回不安的浮動。

我知道，我很容易測試自己的安好，如果我能看著你的眼睛說話，我就接近痊癒了。因為，我喜歡看著人的眼睛。

每個人的眼睛，都能讓我想像真實或不真實的故事，我可因而隨著自己以為的故事而豐富。

只是現在的我，連抬頭都困難，更別說直視別人的眼睛了。

醫生幫著約束我們不妥的意念，
朋友幫助我們重建生活的信心。
他們是人道獄卒，管理我們、教育我們新的認知能力，
教我們從某一個邊緣回到人群體制裡。

憂鬱症媲美沙漠求生，
看似無邊無際的沙石之海，
其實撐住就知道，
仙人掌與綠洲就在不遠處。

3 我微笑，但不一定快樂

憂鬱症樣貌很多，我覺得自己像電影裡的驚奇超人、變種人、綠巨人，每天和很多強大的力量比能量，當我冷靜下來時，我突然發現一個新奇的醫學專有名詞打醒我。

你聽過「微笑憂鬱症」嗎？我問過的人，沒有一個人聽過「微笑憂鬱症」，只有我的主治醫生說：「微笑憂鬱症普遍在上班族中蔓延，他們為了工作，有時會用微笑隱藏內心不舒服的感覺，所以一般狀態，當事人和身邊的人都會不自覺。」

微笑憂鬱症的典型是：你沒有社交障礙，你可以從容應對，你看起來開朗明亮……，但是在沒有人的暗處，你有自己支撐不起來的憂鬱低潮。

我不是趕時髦，把自己定位在微笑憂鬱症上。而是，在我自視病情並跟醫生討論時，能不能笑？會不會笑？為什麼不再笑？確實是我非常在乎的「失能」。

第一次犯憂鬱症時，我達成訓練自己微笑的能力，這個美好的成就從此持續改變改善我的人生，所以我不會笑的時候，我立刻就覺得自己再度失去最基本的能力。

當我很好的時候，當我還很愛笑的那段時間，偶爾我接到電話說約會延期或取消時，我總是一派輕鬆的跟先生說：「我最喜歡就是接到取消約會的電話。」我會這樣，其實也該警覺到：我已有某種程度的疲憊。

二〇一八年十月二十五日做完腦動脈瘤手術出院後，好友Meina跟我說：「我去醫院看妳，定南大哥送我到門口時，說還沒出院妳的約會就又排滿了，他說妳太多事，都不拒絕別人，妳不要再這麼多約會呀！他很擔心的。」

小的時候，我不是愛笑的小孩，我也不是愛說話的小孩，可是我很會順著人家的話接一些搞笑雙關語。在人生路上，熟的人叫我冷面笑匠，不熟的人以為我驕傲成性。

直到髮白之後，因為對色彩有特別的熱情勁兒，熟的人不熟的人，都覺得我是把彩虹裹在身上的移動城堡，走到哪兒，花園就在哪兒。

我很喜歡自己具備高度喜豔的印象，我也喜歡我有帶給別人快樂的能力，所以我真的都不拒絕別人。現在我明白了，太愛交朋友並不是正確的生活選擇。

四十多歲時犯過一次奇怪的病，只覺得臀部像掛著四百斤下沉力道的巨石，泡熱水澡、吹風機吹、按摩，都不行，我哭個不停，覺得細胞腫脹得要爆炸了，連姐夫都來換手幫我按摩、泡熱浴，都無法解除痛苦。

姐姐帶我到三溫暖去刮痧，服務小姐說她從沒刮出這麼奇怪的顏色，整個臀部盡是醬黑，隨後姐姐的師兄為我調了中藥，狂瀉三天，痛苦盡除。

我後來再看西醫，問不出所以然來，我靠自己淺薄醫學知識東查西查，覺得很可能是靜脈栓塞，但是我詳述狀況徵求門診醫生的見解時，卻沒有誰對我的問題提出一點可能的答案。

姐姐再帶我到台東師父的禪寺。師父說：「電都沒有了，還不停下來休息充電？」我說：「沒有時間。」

師父微笑：「也是，等徹底倒下來就會有很多時間了！」

我個性從善如流，只要被提醒，就會去造橋鋪路。回來後調整作息，身體就開始不再那麼折磨我。

這幾年快樂太氾濫，讓我誤會快樂本來就該是常態，沒有人提醒我立正稍息要輪著來，我也忘了自己曾有過健康障礙。

我應該就是微笑憂鬱症的樣板。我笑得真心燦爛，我笑得快樂自在，但是我早已像師父說的「電都沒有了，還不停下來休息充電？」

開始吃藥後，我很快開始調整自己的身心靈。我先在人際關係上拔掉插頭，接著就在性靈靜室中展開充電。之前不出門，是心情出不了門；而後不出門，是決志不要出門。不再上臉書，手機直接關機，只聽音樂，只看綠樹，也只和比較陌生的對象說話。

我要洗版，徹底洗版，把自己腦海裡重複的習性洗掉、覆蓋掉。

新冠肺炎疫情肆虐，姐姐一再叮嚀：「新聞一天看一次就好，不要又把自己弄得驚慌失措。」

每個人都說戴口罩戴到不能呼吸了，只有我剛好相反，如果不戴口罩，我簡直就不敢呼吸，連在自己家都戴口罩、連睡覺都戴口罩，不過原因之一是我在春節因為久咳轉為急性肺炎，從大年初四到三月六號，總計照了三次X光，確定完全痊癒。

先生睡書房，我們各用一個浴室，各開一台空氣清淨機；不到需要，我的臥房不開門，只在早上把落地窗打開，換換臥房的空氣。客廳屬於他，我盡量不出我的臥房。

每天三、六、九點吃不同的藥，剛開始真是萬念俱灰，因為我的人生大志就是不要吃慢性藥，哪想到現在抱著一個塑膠籃子，裡面有三總、有長庚的藥，多到讓人糊塗，每一餐吃藥都要細看藥袋上的說明。

雖然吃藥，但劇咳還是讓我到失禁程度，如果不是一顆半的抗憂鬱症藥奏效，這又會掀起我內心怎樣的瘋狗浪呢？

先生好像從來不記得我對他的嘶吼，總是早上八點多就去買一點我們當天可吃的食物；本來拿鐵咖啡是用沖泡的，那幾天太冷，他知道我喜歡燙咖啡，就改用煮的。

自從我吃藥之後，我覺得他好像突然開竅靈光些。還是，單純的藥力讓我多了開心的想像？

面容上的微笑並不是擁有快樂的真憑實據，
如果內心，凡事無感，凡感無悅，那就要留神了！
你是處於安靜中？還是陷在沉重中？

憂鬱症無須內疚自責，
有時是因為基因在作祟，
有時是你需要整理生活的風格，
值得樂觀的是，你不是吃止痛藥，
比別的病號舒服多了！

4 如果你的家人有憂鬱症

這樣舉例吧！家有鬱卒就有獄卒。有憂鬱症的人我們形容他滿心鬱卒。照顧或陪伴憂鬱症者的家人，我們稱他「獄卒」。鬱卒和獄卒這樣的形容都沒有不敬的意思，只是覺得這樣的字詞存有可以類比的情緒。

憂鬱症患者就是心思細碎的鬱悶患者，在整個家庭關係裡，照顧者總是在束縛或關懷的關係中，努力找尋彼此和平共處的模式。

鬱卒並不容易屈服獄卒的律令，反倒是獄卒管不住鬱卒的動靜。

我們必須承認，憂鬱症患者在很多家庭裡是受寵如「王」的。基於愛，家裡成員都願意對那位始終心情不好的家人無事不讓。

但是，「讓步」解決得了問題嗎？

我對外大概是太理性溫和，所以即使我完全沒有能力隱藏我的「鬱顏」，我的朋友最多只會說：「妳看起來沒什麼精神。」幾乎沒有人直接認定我是在情緒障礙中，只是覺得我提不起勁，我的穿著也不再鮮豔。

我在鬱中，還是時有機會和別的朋友談各自家中的鬱事。我所聽到的每個故事，都讓我有一種感慨：父母對子女的愛，真的遠遠超過子女對父母的愛。

大凡是長輩有憂鬱症的，子女都覺得盡量盡孝道，配合做讓父母開心的事最重要。如果是子女有憂鬱症的，父母也是盡量配合做讓子女開心的事。

但是其中有一個差別，子女照顧爸媽是帶著孝思，父母照顧子女除了無盡的愛，也有無盡的擔心，因為世代交替過於迅速，打破倫理中的百年鐵律：親人親不過家人，信人信不過父母。

當孩子不再跟父母講心事時，父母不是失望或不親密而已，父母會因為不知道孩子在想什麼、不知道如何幫助孩子，而顯得驚慌，有太多的母親告訴我：「我這麼愛他，可是我常常覺得好怕他。」

我看得出來他們是如何小心翼翼，又屈意奉承著所謂有憂鬱症的孩子。

我的好朋友，她孝順一輩子，從結婚就把媽媽當嫁妝帶到夫家，女婿也是孝順的好女婿。

媽媽心裡最惦念著的，是很少來探望她的兒子，但是日常生活裡又對女兒緊黏不放；媽媽年紀大了，朋友也年紀大了，照護辛苦仍甘之如飴，但是媽媽不准她離家寸步，終於也把她折騰到失常了。

我們喝咖啡，聽著她哭，她說媽媽是憂鬱症，我說：「不，是妳憂鬱症，妳必須為自己爭取一點生活空間。」

「我只要出門，我媽就會鬧！」

「妳出門，家裡有兩個外勞和妳先生照顧她，所以她百分百安全，妳只要在約定的時間回到她面前，她就有安全感；她心裡掛念的是哥哥，她鎖住妳只是為了安全感，如果繼續這樣，是妳先垮，然後誰來照顧她呢？妳先生這麼好，妳要他一人承擔嗎？」

朋友找到協議方法，現在母女都過得很好。

醫生說憂鬱症有心裡性病源，有生理性病源，如果是環境因素造成的問題，只要把關鍵事件調整到適當位置，憂鬱情緒是會被消滅的。

跟憂鬱症的家人在一起，關於感情的表達不妨直接熱烈一點。妳家上下兩代或三代，說過這些話？做過這些事嗎？

❶「我愛你」

我愛你三個字是很重要的藥方，需要用非常具體的方式讓患者「服用」，你可以用語言說出藥方，你也可以用肢體擁抱傳遞藥方，你更應該常常跟他視線接觸，點滴藥方。

你相信嗎？視線冷冽還是溫柔，有可能左右一個憂鬱症患者的生死選擇。

我愛你，不是戀人的話。「我愛你」，是任何一種好關係的情話。

❷「我需要你」

「需要你」也該透過一些簡單設計，讓對方為你做些什麼。

「需要他」就是提升他的重要性，這些重要性會形成他對自己內在的穩定。

與其說：「我帶你出去走走。」不如說：「你陪我出去散步。」

與其幫他倒茶做飯，不如跟他說：「你幫我配的衣服很出色。」

❸「我以你為榮」

我以你為榮的說法也許太官式，太硬邦邦，那也可以用同義字：你真的好出色、我就是知道你與眾不同、你的能力超過我的想像……。

華人家庭喜歡把對孩子的讚美寫在臉書上，寫在簡訊裡、寫在群組裡，就是不肯直接對孩子說，就是覺得肉麻，最後孩子覺得父母只是拿他炫耀，而不是接受任何狀況的他，只會拿他跟別人做比較，他不願做父母的戰利品，不稀罕也不在乎父母對自己的評價，誤會了最真實的愛。

❹「我喜歡自在觸摸你」

肢體語言不限於擁抱，可以運用的太多太多了。撩撩頭髮、拍拍臉；討論美甲、捏捏肩；母女勾著手臂看電視；開放討論同性或異性的觀點；各自在一張瑜伽墊上，一起研究健身姿勢。

我的小姑吳潔如來家裡吃飯，她曾是商務口譯員，走遍全世界，兒子是實習中醫師。餐桌上，來自高雄的媽媽撫著來自台中的兒子臂膀，眼睛在跟我們聊天，情感上母子沒有停止交流，他們一家四口感情親密是有道理的。

⑤「我們一起和身心科醫生討論我們的狀況？」

如果病人沒有病識感，也沒有主動改善情緒的意圖，極大的意外是：家人幾乎都不敢有看診的提議；或者是提議之後，無法應付憂鬱症患者更大情緒的反撲。

對健康的人而言，善待自己真是再容易不過的事，但是對被憂慮症籠罩的人而言，淺淺一笑都像移山倒海一樣的困難。就算越老越豁達的好人生，還是難免會遇到風浪，行船過暗礁，擦傷撞傷當然會留洞留孔。不要怕求醫！

憂鬱症是人類史上新發現的生物疾病，這個現象就像最佳海域突然蹦出各種險峻礁石，但是警覺夠的船長水手，只要懂得改弦易轍，補救急難，船就不會沉。

幫助患者理解：看病是必須又絕非不名譽的事，在解說過程中，醫生要柔軟與心平氣和。

不要對他說：「我陪你去看病、我帶你去看病。」而是要告訴他：「我們一起去聽聽醫生的說法好嗎？」

⑥「易子而教是可行之策」

有些孩子不會對自己父母敞心，偏執的認為別人家的爸媽才較開明。

沒關係，就接受這個不是事實的事實吧！健康的父母親，如果對憂鬱症的孩子實在束手無策，也許，可以試著先從自己出發去做相關科別的諮商，試試看能不能得到一些專業的建議。

看看自己的親戚朋友中，
有無長輩或平輩是特別受憂鬱者信賴的，
隔一層關係多一層想像，
有時，也許一個距離得宜的角色，
反而特別容易對焦，會成為憂鬱者的解惑人。

驅趕憂鬱症有一定的儀式，
多做比多說有效，
只要相信勤能補拙，
軟爛慵懶的頹喪就會被打出較勁擂台。

5 伴侶也要配合憂鬱者，調整步伐

維護健康是我焦慮的最大來源。

姐姐說：「妳會長命百歲的。」這話很氣人，我沒有要長命百歲，我只是盡力做到少病少痛，避免拖累家人，避免受累自己而已。

因為我身邊的伴居者，鐵嘴唱反調，常讓這樣的焦慮變得更嚴重。

我說：「做菜要低鹽低油。」

他說：「這樣會容易失智。」

我說：「我們一星期至少跟朋友吃四次餐廳，都是過量狀態，在家還不清淡平衡一下嗎？」

通常菜餚太多，大家認養打包；我的態度是：「沒人帶的我才帶。」已縮小打包的範圍分量；後來，先生說過一個最有建設性的結論：「以後不要帶打包菜回來，不然我們連在家都是吃餐廳菜。」

我們兩個人，家裡有三個冰箱：一個冷藏箱，一個冷凍箱，一個家庭冰箱。所有功能目的是依類做好「保鮮」，不是做到「庫存」。

我極怕塞滿食物的冰箱，沒有空間的冰箱會讓我歇斯底里。新聞常報導大賣場的食品過期，在我看來這有什麼稀奇呢？因為我周圍，包括家人，哪個人家裡的冰箱不是無知無覺的塞滿過期食品？除了蔬果與即食的肉品，任何可以冷凍保鮮的食物我都堅持必須冷凍。

我從冰箱拿出食物，不是戴著老花眼鏡視覺檢視，就是就近用嗅覺檢視，我眼睛不好，但是我有個狗鼻子，也有個神廚級的味覺，不浪費食物如我者，只要懷疑食物變質，絕不勉強食用，一定丟掉。

他愛吃起司條，朋友送了一盒來，想起他曾經有一口氣連吃三條的紀錄，我叮嚀：「節制點，放冷凍慢慢吃，退冰的口感沒有差別。」

有一天我想吃起司條，他看也不看的從冷藏冰箱拿給我，看了真嚇人，上面布著綠黴斑點。我亮給他看，他居然看不出所以然來。

我說：「看不出來都長霉了嗎？」我還得多一層擔心：「你前兩天有吃嗎？霉成這樣，表示幾天前就已經開始霉了，剛開始發霉的食物是肉眼看不出來的，吃發霉的東西會傷肝，不懂嗎？」

在食物保鮮與節制的論點上，我們衝突性很大。有一天在餐敘中談飲食健康時，他說：「快樂重要還是健康重要？當然是快樂重要嘛！」我很清楚他在挾眾抑我，主要是說給我聽，我就笑著臉問大家：「有誰看過不健康的人是快樂的嗎？」

健康的人才快樂，而且萬一有個閃失，還經得起不快樂。

當然，我承認我對健康的過慮是焦慮或強迫症的一種，我盡可能克服，不過話說回來，如果他能懂得一點擔心，也許我就不至於這麼處處驚心。

我嗆過，我也噎過。有一次吃白水煮蛋，因為吃太大口了，雖然在嘴裡咀嚼很久，但是吞嚥時，立刻感覺碎蛋黃又凝結成團卡在食道裡，不上不下脹痛無比，食道被塞滿的程度，只有「密不透氣，滴水不漏」八個字可形容，我連水都不敢喝，等著等著……等蛋黃慢慢融了，徐徐順著食道滑走，我才緩過氣來。

我喜歡吃烤番薯，也遇到過相同情況，那種難受程度，很難清楚形容，只有經歷過的人才知道。

我多次提醒先生說：「軟的，但是沒有水分的乾食物，絕對不能大口吃，因為閉塞起來完全無法換氣。」

元宵與湯圓都是軟子彈，萬一在喉嚨卡彈，一定就會惹出緊張場面。一口食物一口水都可以讓人一嗆斃命，你沒聽過還是沒經歷過？「被自己嗆到」這樣的生理反應有多嚴重？足夠帶來奪走生命的災難。

不管怎麼說明提醒，先生還是覺得我大驚小怪，結果，他真的就碰上慘不忍睹的意外。

香港好友潘迎紫來台灣演舞台劇後，我們為她在松江路邊田庄餐廳擺慶功宴。飯吃一半，先生突然低頭用手摀住嘴，肩膀抽動，我立刻豎起毛警覺：「怎麼了？怎麼了？你哪裡不舒服？」他搖手無法言語，繼續摀著嘴，食物從他的手掌裡泛溢出來，我立刻懂了，「嗆到了？用力咳！用力咳……。」

整個情況看來，真的就像一個老人要完蛋的樣子，很嚇人，非常嚇人，潘迎紫、周丹薇跑過來幫他拍背，以為他心臟病發了，還問要不要叫救護車，他試著說話，語不成音。

強咳之後的先生吐了一地穢物，臉紅脖子粗還兩眼淚汪汪，額上青筋也爆出來。

謝謝在我們之間年齡算是小青年的張佩華毫不嫌棄，迅速拿了兩條餐巾布要我先生再用力咳，並幫忙移動椅子，不讓他陷在汙濁中，邊田庄餐廳的服務一等一，小姐溫和的說：「沒有關係，我們來處理。」

先生上洗手間把自己打理好再回座時，不斷向大家道歉。顯然驚魂未定，而且必然也還在難受中，回家當晚我就讓他早早睡覺，憋著到第二天，才開家庭審問。

他搶說：「我沒有多喝酒，我吃東西也一向慢，就只是莫名其妙地嗆到了；因為有客人，我本想忍住，但這一忍壞了大事，整個氣管無法負擔卻已經咳不出來了，就像要窒息一樣。」

這天，我第一次這樣對他說話：「你要感謝神，祂用昨天的事警告你，人是會嗆死的。」

我為什麼對我先生說話如此冷酷？因為在這意外發生前，我已提醒他上百次。沒錯，他吃飯的確慢條斯理，不喜匆忙，甚至比一般男士斯文許多。但是遇到他愛吃的糯米類食物，就成了餓漢。

他很得意：「我一口一個芝麻湯圓。」「我一口一個炸元宵。」「我四口可以吃完一個粽子。」「我一口一個蟹殼黃。」

「麻糬」、「驢打滾」、「娘惹糕」、「花生芝麻糯米卷」，不管個頭大小，他都是一口一個，而且引以自豪。我說過很多次：「我們食道跟血管一樣，已經纖維化到欠缺彈性地步，萬一卡到，打電話叫救護車都來不及……。」

我天生是「拆雷個性」，只要聽過什麼危險案例，就會在黑影走近時謹慎避凶，偏偏我的先生事事不信邪。「老人嗆死噎死的死亡人數比交通事故多」，這是可以查到的統計數據。我們不是老人，我們也沒有老人病，但是我們這些「偽老人」雖然追趕跑跳蹦地開心著，也不能不及早認清有些官能確實在退化中，而且伺機在我們粗心大意的時候絆我們一跤。

我朋友的媽媽，在除夕團圓飯之後，不知怎地弄鬆假牙脫落口中卡喉，子女發現神色不對時，送急診已來不及。我同學的爸爸，住院數日恢復甚佳，老人家本來用胃管進食，欣喜要出院已復原，就堅持享受一場「我可以自己吃稀飯」的要求，結果，這一碗稀飯嗆到氣管造成不可挽回的悲劇。

我的豪門朋友，病後在家裡休養，神清氣爽，一天夜裡口渴，他覺得自己狀況甚好，因為貼心，沒有使喚管家端水，自己跑去廚房取了牛奶仰頸而飲，不意嗆到，嚴重的嗆到……，結果，就再也沒有其他的結果了。

我跟先生講過這些有名有姓的真人真事，目的就是告訴他喝水都會一嗆斃命，何況他那種吃糯米食物的方式？說了幾年，他從沒聽過話，繼續要自己吞元宵的特技，但是這回被嗆到之後，他顯然明白我的說法並不誇張：水都可以嗆死人。

現在問他：「一個湯圓吃幾口？」他比「二」，我比「三」。他點頭。是的，一口湯圓要分三口吃。

巨人也會怕打針，嚇到一次之後，他吃東西確實謹慎多了。

為什麼？為什麼？為什麼我說話你總是不聽？你不知道，你常常讓我陷在必須照顧你的緊張中。

長時間擔任照顧者角色，也容易憂鬱成疾；始終不同步、不同調的伴侶，有可能就是對方的「病源」，如果不配合調整，那麼，心藥無方，實藥罔然。

憂鬱症不一定是損友，
說不定它是讓你回想判斷，
哪個損友才是製造你紛擾的源頭。

6 認知障礙出現了！

從小，我心算很好，速度快，準確度高。但是當青壯最易賺錢、蓄財、理財的時候，我發現自己遇到一個無解的困難，就是，我心算一樣很好，可是我不會「換算」，這造成我對很多結構性的東西常常陷入不知所措的茫然。

舉例來說：美元高還是低的時候該進該出？美元和台幣的換算怎樣才是獲利基礎？我，無法「聽得懂」換算的關係。

我聽說過一個早產兒的故事。

她出生時，因媽媽產道狹窄，所以是用輔助器把她夾出來，可能因此，她的腦袋中有受傷地帶。

三、四歲之後，父母才發現，這個孩子對數字沒有理解力，一加一等於多少？她沒有答案；至今雖然獨立自主，沒有任何其他生活障礙，可是她無法管理自己的財務，她也不能去銀行，因為存摺上任何數字對她都是無字天書。

你能想像：當一個人不知道金錢數字跟生活的關係，竟然會造成她很難有一個完整人生嗎？

我寫劇本兩年，放棄時，我說是因為自己天分不足，事實上，我有處理結構的障礙，這就像我學打毛線、玩魔術方塊、讀電器說明書、穿織新款式的鞋帶，都是極度困難的，甚至連最簡易的兩層格架組合，我也束手無策。

很早我就跟編劇小組裡的方婶、王逸聞說：「故事裡每起一條線頭，就好像在東邊放上一朵雲、再在西邊放上一朵雲，然後，我就很難把它們圈出一個連結關係。」

有趣的是，我處理真實事件時，我對人的行為、心理、解套分析，卻能得到朋友的信賴，在感情方面有疑難雜症的，問到我，我多少能啟動一些紓解的作用。

對人性與感情之間獨沽一味的在乎，是我沒有終止的越野賽，我不但要自己奔馳，還要不時伸出援手鼓舞大家別洩氣。懂感情有什麼用？又不像十二星座、紫微斗數，還可以擺個測字攤批算流年，或打開電腦直接輸出人的未來。

我工作量很大，歷經幾十年的訓練，再重要的工作都採取快進快出節奏，立刻記住、立刻執行、立刻貫徹、立刻結案、立刻刪除、立刻忘記。這樣循環的結果，雖然強記有成，可是也必須更快甩棄，讓自己始終有腦容量接受更多更新的資訊，相對的，要想記長記久，就是完全不曾進化卻急速退化的障礙，這個障礙在憂鬱症的配合演出下，出現更多嚇人的危機。

我坐國光號巴士回家，這個乘坐規矩是上下車都需要刷卡。有一天我上車時翻皮包找不到悠遊卡，隔了好幾個位子的客人指指我前胸，喔，車卡佩戴在胸前。下車時，我又常站不起來，因為從來不記得要預先打開安全帶，這是天天發生的小事。

那什麼是大事呢？我剛開始吃藥時，坐公車回姐姐家，在車上不只是東張西望，還扭動身體找方向，先生看出我的慌張，說：「這裡是撫遠街。」我才安靜下來。我到很多地方，都覺得熟悉卻不確定是哪裡。

青菜放在餐桌上，我常常一時叫不出它們的名字，這比忘記人名、忘記電話號碼嚇人多了。

我早上喝蔬果精力湯多年，堅果類是每天必飲的元素之一，所以習慣成自然，總是很熟練的直接將堅果罐對著果汁機，倒入符合手感的分量。

這天，我就是無法明白那是來自哪裡的念頭，我完全清楚地知道我在想什麼、做什麼，我把堅果倒在手掌上數：杏仁兩顆、核桃兩顆、夏威夷豆兩顆、腰果兩顆、蔓越莓兩顆、南瓜子兩顆、防潮劑一片……，然後，我自然順暢的看著果汁機高速運轉攪拌的蔬果汁。

我喝第一口蔬果汁，就發現奇怪的殘渣，喝第二口也是，我跑去問先生：「你有喝到奇怪的東西嗎？」他搓揉手指上捏著的殘渣，又喝一口：「好像都是塑膠片。」

我回廚房，打開冰箱，打開堅果罐，防潮劑不在了，我說：「整壺蔬果汁都倒掉，我把防潮劑打進去了。」

我數堅果顆數，是異常。我眼裡看到、嘴裡唸著「防潮劑」，卻又渾然不知把防潮劑放進果汁機裡，這是異常裡的異常。

我越來越怕自己。我以前的經驗證明過：泡湯對憂鬱症有絕對療癒。

朋友特地來接我去泡湯。我喜歡裸湯大眾池，那才是目中無人的放肆與放鬆，泡湯屋，我十分鐘都熬不住，有窒息感。

朋友給我一片面膜，要我貼著面膜小憩片刻。我貼上面膜，結果眼睛也被糊住看不到，想來是貼反了，所以我摘下來重貼，可是當我摘下來之後，眼口嘴的三個切孔讓我有很大的陌生感，我舉著對看很久，不知道怎樣才是正確的上下方向。我感到害怕。

我一直用筆電，直到近日添置桌上型電腦，明明每天開機寫作，也已經用了兩個月，這一天，我坐在桌前找尋很久，實在沒辦法，發呆很久後才求助先生：「我忘記電腦怎麼開機。」

我看到腦神經科醫師鄭淳予的書名《你腦霧了嗎？》時，根本還沒有看內容，就能對「腦霧」一詞下註解，是的，我不會形容自己的顛三倒四，但是我看到這兩個字，立刻自動對號入座，我覺得我是腦霧例證，我加倍憂心我的思維已停留在迷濛中太久，有沒有辦法讓霧散去？

「通常大腦結構無明顯缺損」、「病程通常可逆」，這兩點讓我對自己腦霧的可能性略微放心。

但是隨之而來，我又發現「瞻妄症」，這和憂鬱症、失智症有類似症狀，但醫生解釋「瞻妄症」是會做「白日夢」，也就是在清醒狀態，突然進入兩三秒夢境，病患對夢境裡的感受度會有非常完整的情節，所以當事人分不出真偽，會造成醫學上的妄想印象。我想到富邦專員對我電話關懷那次事件，是否就是瞻妄症的警訊呢？

先生的工作曾有一些鞏固記性的竅門，這說明記性是可以訓練的，那麼我們能不能退而求其次地訓練不忘記呢？

我本來以為經過這幾個月的足不出戶，安居於室就會是我未來生活的樣板，有失智母親的好朋友說萬萬不可，因為：**「越安靜，你害怕發生的事情，惡化速度就會越快。」**

在太激進的年歲，要學習的是放空；
在太無所謂的年歲，放空是禁忌，
一空，就鬆；一鬆，就散，記憶的珍珠一旦滾落滿地，
不管旁邊有沒有人陪我們說話，我們都會變遲鈍。
別讓我忘了自己，那是進修課業。

找一件喜愛的事，讓自己動起來

鬱潮像選情，鬱潮像疫情，這個黑色潮流帶來的，不外是過度亢奮或過度焦慮。「群聚效應」多數時候都會拉升高低潮的強度。

所以，雖然大家鼓勵憂鬱症患者要出去和朋友多多聊天，但是在我的過程裡，我選擇安靜獨處；我選擇有聲似無聲；我選擇戒癱緩行；我選擇在自己的空間裡，試尋任何可以振作的新行為模式。

早上睜開眼是「秒盲」的開始，能不能翻身下床，就是在沒有希望的一天找到生命跡象的第一步；但是，也有患者是在近黃昏的時候，狀況最不穩定、最嚴峻。

我像整骨師一樣的對待自己，以軟式硬拗或倒行逆施方式，搬動挪位我的情緒。

如果我沒勁兒，我就放進行曲、舞曲、鼓號樂隊、世紀交響樂的類型音樂來攻擊我的薄弱。

如果我太焦躁，我就放自己本來就最喜歡的西部鄉村歌曲，或五〇年代老式情歌撫慰平靜。

如果我的情緒在「剛好」狀態，我就會播放滾石十片套輯的經典歌曲，因為現在我只會唱這些歌，其中我最喜歡的是孫越叔叔和陶大偉的〈朋友歌〉，這首歌對我一直是劑量適中的提神丸。

你呢？不管怎樣，你也該選擇一些「動作」對嗎？不要再繼續睜著眼睡覺、閉著眼神遊。

我們都有好好活著的機會，不管世間事有多不順心如意，你拒絕別人可以，你怎能拒絕自己？

我希望你像我一樣地有毅力，絕不接受自己打倒自己的荒謬劇；但是，萬一，萬一，**你的努力碰到「太惡質的對手」，就用認輸去換取贏面，接受自己必須去看醫生的智謀。**

不論病情如何反覆，試著和平共存

憂鬱症加急性肺炎加新冠肺炎疫情，我從很早就請先生睡到對門的書房，前面三個月，我醒來時，無心無腦無念也無視於他，只要開口就是逼瘋自己的字句，看到他的無辜眼神，有時是不忍，有時就會更氣得炸開來。

二月中，我服藥進入第四個月，不懂是血液裡還是腦袋裡的血清素大概已獲得平衡；總之，我第一次遇到醒來時就神清氣爽。清晨七點半，我端著煮好的咖啡並敲先生的房門：「Room Service」他還躺著，伸個大懶腰。

我說：「吳先生，Good Morning。」我聽得到自己聲音的美妙節奏與曲線。哦！我真的不知道一個健康的聲音是如此迷人，所有的感覺都太棒了！

我這樣連續幾個早上特別服務後，一切的如新，又逐漸掉回黯淡，我們當然都不知道原因，但相信醫生說過「好好壞壞」也是憂鬱症冥頑的部分，再試著和平共存吧！

Chapter
3.

鬱結

負能量爆表，但我不想放棄！

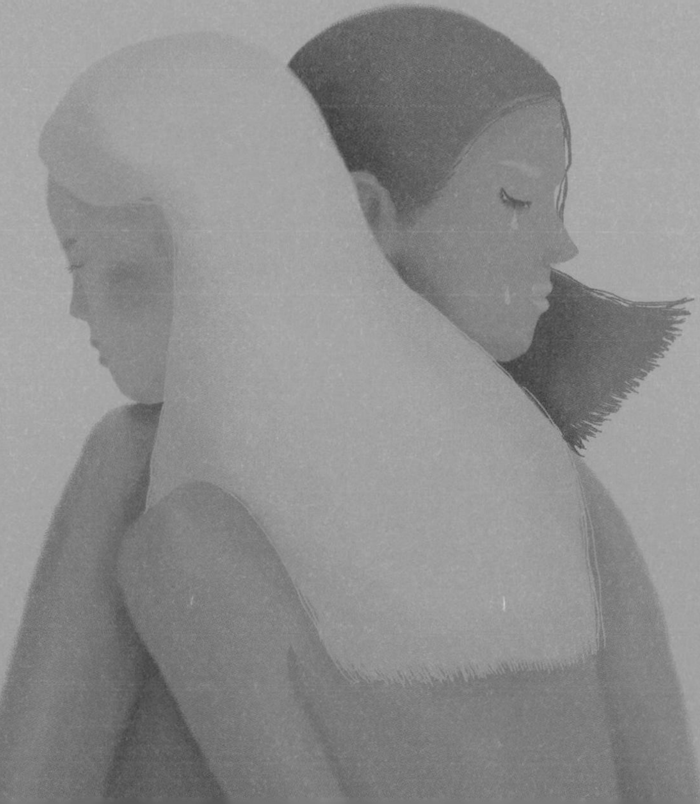

吃一頓美食不如做一餐料理，
因為烹飪比品味更顯得專注，
而專注，
是對憂鬱症非常強烈的攻擊。

1 小心，負能量是陷阱！

一根稻草壓死一隻駱駝。一滴水會要一隻螞蟻的命。一個恍惚可能就摔進了加護病房；一場幻聽足以讓人太空漫步般飛向虛擬彩虹；一陣幻覺會把陽台誤認為跳板，而奔向樓層外的大海。悲劇都會沒防備地突然突襲。

如果你的朋友或家人開始出現像一隻駱駝、一隻螞蟻的脆弱情緒，你會警覺並發現什麼嗎？

憂鬱症不是屬於內向憂傷個性者的特殊病症，專業心理醫生、企業領導人、優質藝人，甚至很多精英分子一旦鬱症纏身，也一樣要奮鬥不懈才能戰勝各種陰暗。憂鬱症的本質從來不會要人命，但是如果你始終無法反制它，它會伺機暗示你、誘導你傷害自己。

我的朋友經歷過喪妻之痛，他陳述：「有人結束自己的當下，並不見得是因為痛苦、驚慌、厭世。她甚至告訴我，她看到每一片綠色葉子上的莖脈流動著美麗繽紛的色彩，她完全無法抗拒地想要變成一片樹葉，融入樹枝裡。」

在情緒起伏有波無浪的初期，靠作息調整、靠關愛導引，是可以滑壘得分的；但是到了醫療等級的症狀與治療，家人及愛人都會無能為力，看醫生、看醫生、就是要看醫生。

我在最初最初的青壯時期，曾經想去考「張老師」證照。我喜歡接觸人，喜歡傾聽，喜歡觀察對方內在的需要，喜歡順事、順語、解結，喜歡和別人一起努力成為更好的人。「張老師生命線」我覺得是超棒的服務團隊，我抱著很大的榮譽心想成為其中的一員。

我不是一個耐心特別好的人，但是在生活上的任何傾聽過程裡，我很少很少會打斷或切斷別人的話，所以我認為「我願意聽」這個優點，很符合擔任「張老師」這樣的情緒接收器。

我的對門鄰居潘太太知道我要去進修張老師的課程，就很認真地說：「高小姐妳不能去做這樣的社工，妳太認真，張老師的首要條件不是專業知識與談話技術，而是個性上要能對所有負面情緒概括承受後，卻又能在輔導之後完全擺脫罣礙，如果沒有這樣的個性特質，張老師自己都很容易隨他的求助者掉進情緒的漩渦裡，所以張老師證照是要經過很多訓練與考核才能過關。」

後來，我感覺我很多朋友對我的個性見解有相同分析。我不是偷懶怯場不願意進修考試，而是經過他們的一再提醒，我對自己也不得不有自知之明了，於是放棄考張老師。

我放棄了正規張老師學習，卻沒有放棄我想做張老師的心願。這可能是我對朋友總能做到「隨傳隨到」的心理因素，因為不錯過對方最需要助力的時候，就是最直接的擔待。

在多人群組裡，躁鬱的、焦慮的、憂鬱的人，其實有他們的慣性。

他一會兒入群，他又一會兒退群，經常性的進進出出。他習慣採取疲勞轟炸式的連發訊息；他不需對象就能自問自答、自言自語，而且長篇大論，如果遇到有人話不投機的答腔，很容易就掀起唇槍舌戰。

如果是我們很熟又很友愛的朋友，或許能用一點方法來協助他跳出泥淖片刻。

我有一個朋友，常在群組裡失控演講，我相信他有熱烈仗義的心，也懂得他有孤單落寞的情，當他掀起挑釁話題且毫不顧忌的唱名論戰時，即使全組寂寂，他也無法休兵。我知道他是好人，所以我想為他盡點力。

每次他發難，如果我剛好在線上又有時間，我就會說：「咱們來拚拚詩詞、做做對子吧！」

這事，他還真喜歡，一開始就奏效。他扯來，我扯去，漸漸也有其他人加入舞文弄墨，以後這像一種風氣，他只要上來就要找人做對子，也不再有煙囂之戰了。

有一天，他突然說，群組太多，好累，減少一個是一個，他就退出了；再一個短時間，群組也就自動解散，我覺得這是圓滿的結果。

我還有一個外型出色的朋友，孝順、直率，因為工作經驗曾帶給他傷害，所以他在有能力的情況下選擇較封閉的生活，人很單純，對朋友也很真誠，但是他好敏感，你不知道什麼時候就會碰到他的痛處。

有一次我們電話聊天，聊得很開心，還說好選一天一起去看電影。掛了電話後，一分鐘之內，他又來電話。

「妳剛剛為什麼形容我憨厚？妳什麼意思？為什麼要用憨字？我就知道妳對我有成見……。」我完全不懂他的起火點。

他說：「忠厚就是忠厚，為什麼要用憨厚？」

「抱歉抱歉！我不知道這個字詞讓你這麼不舒服，但是憨字真的不是有負面含意的字。」我說。

「怎麼不是？」他舉例好幾個造詞，我頓時停止抗辯。

然後為了這個絕無惡意的憨厚二字，我拿著電話足足聽訓半小時。

間歇的我還會說：「讓你誤會了，我真的很抱歉。但是請相信我真的沒有任何惡意。」

掛了電話後，先生問我是誰，我報上名字，也笑笑跟他說：「沒辦法計較的，他有情緒障礙。」

我要說的是，當我強大的時候，我不但很願意幫別人的心情疏浚，而且什麼怪事情對我都是一陣清煙，不好聽的話，不愉悅的事，只要揮掌一拂，微笑自嘲，本當糾結的事就都毫無痕跡了。

後來，當我發現我實在高估自己之後，我已經是個泥濘人，我也已經抖不掉那些負能量，我覺得我的心並沒有被這些事激出怨、氣、嘆，但是我的體質被酸性化、被弱質化了，也就是我的實質抗體出現混亂的排列組合。

朋友和網路文章都那麼清楚的告訴我們：「跟快樂的人在一起，就是安頓自己心神的最好方法。」

面對負面能量的人或話題，只有兩個選擇：當即阻斷或立刻離開。

我原先對朋友的情緒是：疼他之疼，忍他之忍。慢慢發現狀況不好時，我警告自己：「聽人傾訴，只讓塵埃滿三分。」我不是社福人員，我只是一些人的朋友，我卻把自己當張老師，無證照的張老師。

像馬戲班裡沒有安全網設備的空中飛人，我飛過來接這個，飛過去接那個，結果自己凌空摔下，靜靜的，無聲無息，想要翻個身起來，才發現筋骨移位，連智商都下降了。

我不再吃別人的子彈，不再吃別人的炸彈，如果我還想做張老師，我得先把自己料理好。

張老師必須天賦異稟，他能感性柔性投入求助者的天地，也能理性剛性全身而退地回到自己的世界，垃圾傾倒對他不吃力，吸塵器清理翻新對他非難事，只有這樣，才能多方料理需要者。

我是小卒，太多的關心讓我走進我不能負荷的磁場。

這個陷阱是我自己踏進去的，
當我發現我已經是個鬱卒的時候，
我選擇對事退退退，也學會對人說「不不不」。
我先把自己關起來，不管是在地窖還是閣樓，
小小封閉的空間阻斷很多雜訊侵入，
沒有人跟我說話，我也不跟人說話，我覺得終於安全了。

到深山曠野去吶喊，
每一次聲音的震波，
會讓憂鬱症嚇得自動走避。

2 生命，是很有價值的

很難相信世上鬱人如此多，會不會是自己太多心了？有沒有可能只是偶發性的不舒坦？

網路上有很多醫院平台、醫師專欄、性向測驗、憂鬱症量表、自我評估量表、篩檢量表，這些憂鬱症測驗機制的提問內容大同小異，主要是歸納負面情緒的呈現指數。我建議你把憂鬱症測試當作祕密遊戲來認識自己，暫且不需要盡信這個數據的參考值。

你今天為了一個人或一件事發了頓大脾氣，然後一把鼻涕一把眼淚哭了三天，可是當朋友同事家人邀你去吃大餐時，你吃得不亦樂乎，心情也雨過天晴，可是一回到家，你又開始覺得心情不好。請放心，你的低潮連憂鬱都談不上，更別提是憂鬱症了，你只是對自己情緒管理欠缺能力罷了。

憂鬱症跟牙疼一樣，明明不是病，發起來卻要人命，像是：

❶ 憂鬱症讓日常活動瓦解

你的家人，你的戀人，都很難把你「牽到」任何可提振你心情的地方，你的難搞在於：別人不知道如何取悅你，你也完全無視周圍的動靜，很像大家跟你一起關進一個隔絕生態的玻璃罩裡，你的每一次呼吸都像一聲嘆息，讓家人心疼，讓家人無能為力。

你陷入無感狀態，沒有喜歡的人，也沒有不喜歡的人，你的心在太空漫步的虛無中。

❷ 憂鬱症讓生理機能混亂

憂鬱症不是讓你嗜睡，就是讓你失眠，它不是惹你躁動，就是讓你挺屍（很難聽？但真的很接近視覺印象）。如果你的憂鬱症是偏向躁鬱型、服用的藥物劑量過高，你的終日亢奮，將會發生很多難以預料的行為。

我有朋友認知失控，產生超過經濟能力的購買欲，拿信用卡到處刷購新屋，好在經過家人解釋與病歷證明，建設公司同意退款。

我有朋友跳國標舞日日無休，腳起泡了，疼痛難耐中繼續跳，跳到雙腳鮮血淋漓仍停不下來，對自己比舞蹈學院的芭蕾舞訓練還要嚴苛。但是經過醫生調藥後，狀況完全改善。

❸ 憂鬱症剪斷你的快樂傳輸線

沒有瓦斯，爐灶不會展開烹調。沒有開關，電燈不會發出光亮。沒有水分，植物不會開出花朵。沒有正常傳導，失去愉悅感的官能就能阻斷所有的笑容。

據醫學指出，有百分之五十的憂鬱症患者，可以因為快樂荷爾蒙得到適當補充而回到正常生活，但是很遺憾，還有很多的患者因為病源不明，長期陷在試藥求效的困境裡。

藥有效，人會笑，這真是聽來容易得到難的治療過程。

❹ 憂鬱症會威脅到生命的認同

這真是最不想談論的問題，但是這個悲劇的確存在，而且一旦起心動念，選用的方式都極其激烈，絕不是一般人有勇氣可以挑戰的「極限動能」。

如果你懷疑自己的情緒管理不符合正常限度，姑且把憂鬱症量表當作每日遊戲，雖然它的題目重複，但是你的心情狀態也日有變化，所以你每次測量的結果並不一定相同。

對問卷的答案，要盡量用符合生活狀態的直覺勾選，不必思考、不必衡量、不必猶豫不決。我說了，量表是遊戲。真的想瞭解憂鬱症，就必須用功地查看網上專業文獻。

網路上的憂鬱症知識非常豐富，我們有可能透過提醒，找到自己身心靈上可能的苔痕，在輕微的症狀期間，如果懂得擦拭苔痕，也許能從學習改變自己的作息，得到改善自己的方法。

求學？就業？賦閒？退休？不管你是哪個年歲的族群，憂鬱症必須接受最簡單及最規律的生活作息。

早睡早起，持之以恆。

避看魔文，心無忿怨。

勿聽八卦，免擾免煩。

選讀好書，一句得悟。

還有，如果你覺得不是吃力的給予，經過路邊時，你判斷那乞討的人真的是處於困境的求救者，把你身上的零錢，不論一元、五元、十元、五十元，放進他的盒子中。

你千萬不要蓄意多給，因為一條路上乞討的人很多，我只是提醒你透過這樣小小且經常性的幫助行為，讓內心聽到迴響的聲音：「生命是很有價值的。」

因憂鬱而鬱鬱終日，真是划不來。
為憂鬱而心思殞命，更是大損耗。
決心，就是慧劍天錘，
砸碎的，是症，不是人。

3 我該拉她一把的

二〇一八年十月二十五日，我在榮總由羅兆寶主任處理腦動脈瘤。一切平安。

二〇一九年十一月五日，我再回到榮總進行複診。一切平安。

在病房裡跟姐姐聊天，她突然提到以前一位女醫生，也自然流露關心：「不知道她現在怎麼樣了？」

我這才跟著想起來這位好醫生，對姐姐脫口而出：「當時我們實在應該拉她一把的。」

事隔二十年，女醫生必然已經退休了，她的名字與科別如今也實在想不起來。想謝謝她，無從找起，想關心她，也無處詢問。

姐姐說：「我只記得她好瘦好瘦。」

我是病號，怎麼會有念頭去拉醫生一把呢？這要回想到我黑洞人生的時候。

我在大小醫院看診無數，任何一科的結果都指出我有官能症狀但沒有機能病況，醫生的普遍安慰是說：「找不出問題就是最好的消息。」

遇到這位女醫生時，她翻閱一下我的病歷似乎就已經明白我的狀況，她問：「心中總是不安定？」

我簡述自己種種強迫症之類的行為，也承認陷入極大低潮……。

「覺得自己是憂鬱症嗎？」她問。我一時不知如何回答。

二十年前，沒有醫生會對病患直接說「憂鬱症」這個醫學名詞；「給你開點鬆弛神經的藥」、「給你一點低劑量鎮靜劑」的說法，就是提醒或暗示你有關憂鬱症的同義語助詞。

她的直接，嚇人一跳。看到我的猶豫，她說：「憂鬱症是很尋常的事，我也一樣有情緒不穩定狀況。」

不得了，這個剎那，我像找到失散親人，認了遠房親戚。

當一個醫生告訴你，她和你有著相同困擾的時候，你很直覺就認定她會有同理心的瞭解，你也相信說出自己的難受對方會懂。

再一次門診後，我和姐姐約她在醫院附近餐廳吃簡餐，她竟然接受了，但先問我：「我可以帶著我的兒子跟女兒嗎？」吃飯時，我們很容易看出：上幼稚園大班的弟弟，明顯地細心照顧已經上二年級的姐姐。

醫生媽咪緩緩地說：「姐姐是過動兒。弟弟很愛她，對她的照顧遠比我有效。」

整個午餐過程，都是在一種深刻的感動、懸疑的哀傷中行進。我們的關係跟在醫院門診時的角色完全對調，我比較像一個望聞問切的傾聽者。

最後，她說：「為了這兩個孩子，我的專業進修常常被迫中斷，生活裡沒有時間維繫社交圈。我的職業更讓我的情緒陷入不可張揚的封閉，我覺得非常孤單。我在看診的時候很害怕自己會突然逃跑，逃離工作，逃離家庭，逃離人生。」

如果她是單純的單親媽媽，也許還算是一種幸運；不，她是以單親義務養育兩個孩子，至於孩子的爸爸，是另一個醫院的大夫，高收入、高知名度、高聲望，但是他從不回家，每個月分擔部分孩子生活費，並言明到十八歲為止。她簡述一些婚姻的過程，沒有責備，沒有抱怨，軟軟的聲音裡只透露她必須把孩子照顧好。

這是怎樣傷心的境況？又是怎樣難以承受的傷心？是過動兒孩子傷她嚴重？還是獨自逍遙的男人傷她嚴重？

隔些時候，我們到女醫生家探望她。她的家是日式建造房子，窗明几淨。一看就是好人家，一看就覺得是一個溫馨的家，為什麼卻布局著一個悲傷的婚姻劇情？牆上掛著大型日曆，日曆上貼著很多小星星，只要姐姐把玩具收拾乾淨、幫媽媽收拾碗盤、偶爾保持靜坐，弟弟就會頒發一個星星貼紙給她張貼在日曆上。兩個小孩並不識愁滋味，這是媽媽唯一的安慰吧？

再到後來，我仍如走馬燈一樣旋轉在不同的醫院看診，翻攪在自己的挫敗蒼涼中，心裡記不住事，也記不住人……。久了，自然慢慢地淡忘了這個人和這個人的故事。

這回在病房中突然想到她，心中真有一絲黯然，因為當她在我面前坦承她有憂鬱症時，我的心雖像遇到病友一樣的得到很有力的支持，然而，我明明聽到她心裡的吶喊與哭泣，我卻沒有回以助力，這真的不像我，這也說明當時我對照顧別人是何其的無能為力。

那時，我是泥菩薩過江，只能料理自己的痛。

從她接受我們的餐約，到她接受我們的拜訪，就一個醫生與病號的關係來說，她是多麼地信任我們，她是多麼需要透過傾訴來獲得擁抱，這樣的軟弱，以當時的我來看，我的理解與付出顯然是不夠的。

軟弱時的她，遇到軟弱時的我，讓我完全疏忽了與她互助的可能。所以我說「我們該拉她一把」的時候，心裡泛溢遺憾。

二十年前的憂鬱症，是很隱秘、隱私又不便說明的身心症，現在的憂鬱症，可以得到的舒緩助力就很普遍了。

女醫生把她的家庭倫理劇展現在我面前，必然是因為劇情裡的她已經不勝負荷，我為什麼沒有多待一會兒？多陪一段時間？我那時真的沒有辦法像現在一樣，迅速理解並提供助力。

現在她好嗎？現在妳好嗎？也許，妳現在過得很好？

我常常會預習人生的最後，
也一直告訴自己在世間的得失毫無遺憾，
女醫生的事突然跳出來，
竟然讓我覺得「沒有拉她一把」是我的遺憾。
我們之間有極短暫的相濡以沫，希望她已回到陽光下。祝福。

後記：

這件事在我們家掀起了熱烈討論，因為外甥女琁琁、瑋瑋都記得，述說的細節比我和姐姐記得的都多，不但說她們兩個也參加午餐，還抱著我家寵物犬一起。

之後一個月，瑋瑋一層又一層的在網上搜索，終於查到這位醫生的現職醫院與現任職務，高升了，容貌神清氣爽；網路上有附辦公室電話與E-mail。

我在興奮之餘覺得打電話太唐突，就想先寫一封電子郵件簡述故事。瑋瑋說：「她的職務很可能是助理代收信件，萬一人家並不想提及從前……。」

也是，我把自己火燙的心冷卻一下，就不急在此刻吧！當時會想到她，是有很多關心，現在知道她好，就耐心等等看會不會有下一次發生故事的機會。

如果自己的穩定度在搖晃中，
那就現實點，
暫時只和樂觀的人打交道，
把憂鬱症的傳染源凍結起來。

4 微笑，會是謊言嗎？

在這次復發看診之前，我沒有聽過「微笑憂鬱症」，事實上是因為我太快樂，多年來根本沒再參考過憂鬱症的資訊，所以沒有新發現，但是我的眾多患症朋友也沒有聽過這個新名詞。

「微笑憂鬱症」有醫學上的解釋，我濃縮為六字現象：「人前笑，人後哭。」人前笑，人後哭，這樣的人崩潰起來，會不會「爆發力」特別猛烈？

我懷疑我是微笑憂鬱症，不是趕時髦才這麼鎖定自己。

我於二〇一九年十月開始看診，那是因為憂鬱戰情已經「炸開了」。但是在那之前的一年間，我已經常常有力不從心的疲憊感。

我覺得出門很累、我覺得說話很累、我覺得我的注意力很難集中、我在說話的同時就會發現自己忘了正在說什麼、我走路時不再那麼愛快步競走，炫耀自己的精力十足。

當我在家生氣時說話，我就會重演講話結巴或語無倫次的狀況。可是只要到約會地點，我永遠笑得燦爛，即使我開始對自己產生很多問號，我仍是清楚明白一件事：我的笑容，沒有偽裝，沒有做假，沒有討好，而且我很愉快。

在好朋友之中，我的話比較少了，但是這未必被他們發現，因為在聚眾場合裡，我本就不是真正愛說話的人，我說話，有時像是為冷場墊檔，有時算是答覆人家以為我心情不好的眼神。

家裡這扇大門，變成分開兩個世界的經緯度，門裡門外的我，是兩張溫度氣候全然不同的臉。

我怎麼了？我到底怎麼了？我生活思想節奏都太快了，我怕煩，我也怕重複，我忘了我有過憂鬱症的病歷，我並不適合再繼續乘坐急速列車，我想「失而復得快樂」這件事，讓我太得意忘形，急速列車終於失速了。

我是非常老派、又非常不時尚的人，在二〇二〇年的現在，我已經可以結論我的人生：我最喜歡的就是妻子角色，或者該說，我最愛做足做全的是「深深愛著別人的多情角色」。

我愛一個人的熱量可以愛到「智仁勇」的程度，但是如果感情一旦像浴缸裡的死水，我就會塞子一拔，放掉。婚姻不能把我灌溉成一枝孤挺花。

「你會逗我笑嗎？」當笑容逐漸離開我之後，我氣極，因為笑容是我這十年來最陶醉的勳章，剛剛好蓋住我最痛的疤痕。

為什麼現在我又不會笑了？我遷怒，嚴重的遷怒：「愛一個不會說笑話的男人，愛十年也夠了。你可曾說過一個笑話逗我笑？現在終於把我的笑容也耗損光了。我們可以各過各的日子了吧？」

很久之後，姐姐才告訴我：「妳別問他，也不要為難他了，他打電話給我，說妳要他說笑話給妳聽，他問怎麼辦？我說每天到網路上抓兩條笑話背下來，晚上當床前故事講給妳聽。妳希望他做到的事，一次講一樣，妳東拉西扯，他天天被妳攪的什麼都記不住。」

我姐姐這個笑話說得好吧？但讓人聽得多心酸，對先生是心酸，對我何嘗不是？他給我的是無微不至的照顧，可是他被工作訓練成一個機器人，只會記數字、記符號、記地址。

他說過：「我很認真看妳寫的文章，很專心聽妳說的話，但是一下就忘了。」

我問我的先生，因為只有他是既看到我在家的樣子，又看到我在外面的樣子，我問他：「笑的我是真的，還是不笑的我是真的？我笑的時候，是真心真意的在笑嗎？」

我不覺得他聽得懂我的意思，但至少他說：「妳笑起來，真的是很快樂的樣子。」

「那你為什麼不想辦法讓我快樂？」他又啞口了。

我們？神仙眷侶？還是編造的童話？演變到後來，我僵化了，從不笑進入無感狀態，已經不想見人，也不敢見人，我簡直憎恨我自己的樣子。

第二次看門診時，我問醫生有關微笑憂鬱症的症狀，他輕笑：「妳不是吧？因為我還沒來得及看妳笑過。」

看門診的前兩個月，每次去都披頭散髮，真的是人不像人，鬼不像鬼，還一直催促醫生幫我提高藥量。醫生說：「真的要慢慢來，太快是會有危險的。」

我是空軍子弟，我有一點知識，飛機起飛爬升的時候有一定的坡度與速度，如果瞬間加速太快，有極大失速危機，所以幾個月來，醫生一點一點為我提高藥劑，直到最後一次我對他展開笑容的時候，他才說：「好，現在我可以給妳開一個月的慢性處方箋了。」

慢性處方箋不是一開就開三個月嗎？怎麼只開給我一個月呢？是醫生想常常看到我嗎？

我不但會笑，我還會說笑了，美麗的人生，請還我本色吧！

我曾經無時不燦爛的笑容裡，含有謊言的成分嗎？

當笑容逐漸泛開來時，

我相信過去所有的大笑小笑都是我真實的心情。

我有新的惶恐，如果療程順利圓滿，

那在停藥後，我的笑容會被沒收嗎？

千萬不要拿憂鬱症做失責藉口，
這會變成念力磁場，
一不謹慎就真的被纏上。

5 控制不了的體重，往往是警訊

成年之後，我體重最輕是在爸爸初昏迷時，四十六公斤。現在體重維持在六十至六十二之間。我體重最高時的數字不詳，那時還停在第一次婚姻中。除了工作需要，我很少說話，也從不曾有傾訴倒垃圾的求援。

進食是我的習慣性動作，我用大量的食物擠壓我自己的思考能力。

爸爸一句「我好久沒有看過妳笑了」驚醒我，我不能辜負這個最愛我的男人，我開始面對肥胖讓我厭惡自己很久的事實。

為了瘦下來，爸爸真是不惜以命助了我一臂之力，他病，我脫形，短時間內掉到四十六公斤。我歷經因為暴飲暴食而嘔吐；我也歷經多日空腹後進食即吐，所以我最明白狂肥暴瘦跟「心理健康」有關聯。

憂鬱症患者很少維持穩定的體重，我的暴肥經驗讓我自己都覺得噁心。對我來說，過胖是自制力在衰退，是狀況不好的警訊，但是先生和家人並不明白這一點。

他們總是不以為然地說：「這個年紀不要那麼瘦，看起來福氣不好，瘦又沒有什麼漂亮，妳的朋友群就是太講究外型了。」

我沒有很瘦，我只是剛好而已。如果不照鏡子、不站在穿衣鏡前、不肯照相，那就是說，你在鄙視自己的外型，你不覺得該採取些對策嗎？

我這次身材體重沒有走樣，但是心裡有面照妖鏡，讓我不敢看自己。我確實又瘦了些，這是生病再加上拜疫情之賜，四個月來，除了看診，出門不到十次，家裡也沒有機會添置零食。

對健康飲食管理很嚴格的我，卻矛盾地有著愛吃垃圾零食的壞習慣，四個月不吃零食，讓臉小了一圈。先生有點不忍：「我去買比較好的零食給妳？」

我回他：「不要，戒了最好，只要冠上零食兩個字的東西，沒一樣是有益健康的，我現在不貪食了。」

先生說：「妳現在吃得少，但很愛買衣服，妳的我的，幾季都穿不完。」

我理直氣壯：「我在治病，我現在太醜了，我想讓自己穿得好看一點。」

有什麼好看呢？我彩虹穿著的活潑，陸續改變成灰黑搭配，自己根本不想穿，好在，該送的送完後，自己突然心情穩定地收手了。

女人愛花我愛樹，養樹太難先栽花。我給自己治病，在家裡、露台養了一堆小花小草與中型盆栽。

先生說：「不要再多了，會招蚊子。」

前兩個月他的「養花招蚊論」一說出口，我就歇斯底里發瘋：「我已經告訴你，我是為了轉移注意力才養花，我一再找方法努力振作自己，你卻只關心幾隻蚊子？你到底有沒有良心？」

後來的現在，什麼花也沒養好，就又想弄支掛桿來養垂吊植物，其中最想要的，是希望養一盆比餐桌還要大的九重葛。

他說：「九重葛蟲子最多了。」

這回，藥性讓我穩定，我沒發脾氣，想想他的話很有道理，就說：「那我再多考慮考慮。」

有病沒病，反應差很多對嗎？

憂鬱症病號的家屬，真的夠委屈了；但如果你明白他是被情緒控制，而不是像你一樣有控制情緒的能力，也許，你可削減一點怒氣。

家人愛你、疼你、讓你，是你福氣好，可是憂鬱症患者一天當中，少說也有幾分鐘清醒時刻吧？你不要恃鬱如掌權，以為每個人退三步讓你，是你應有的禮遇，誰不會生病呀！誰說生病就順理成章成為老大了？

當你自己感覺舒服一點的時候，你真的要把握機會對家人表達些領情的謝意，不然像我們這些怪裡怪氣的人走到外面，哪怕是朋友圈，也沒幾個人當真願意對你多照顧些。

就算沒有憂鬱症，一般過胖過瘦的人，也會在人的社會中產生不安適感。

我們已經鬱到懶得理自己這副模樣的時候，剛好，也是我們正排斥社交、正不願意跟人同桌吃飯的時候，多好啊！我們趁機私廚料理讓自己身心健康的食物，不必餓到，也不必撐到，只要微微一瘦，立刻有款有型，不管你有多不在乎，但樣子好看點，可以刷掉很多憂鬱的塵埃。

憂鬱症帶來肥胖；肥胖帶來憂鬱症。你能評估自己是在怎樣的順序中失衡的嗎？有一些憂鬱症，只要排除壓力源，症狀就可能退潮。

我已經在你面前承認，我曾經暴肥到我自己都不敢、不想知道的體重，但是在病的前中後，我都謹記：體重在憂鬱症範圍裡，是閃紅燈的告示牌，你不要繼續直闖，違規就會釀禍。

我至今仍謹慎管控我的體重，我絕不為憂鬱症加上任何一根稻草。

如果你因為胖而憂鬱，那麼，你要解決胖的問題。你如果因為憂鬱而胖，那麼，你就要解決行為動機。醫生幫助我們，我們也要幫助自己。

人群狂言，說話放炮，
憂鬱症是迷幻藥，
它讓人分不清得宜的界線，
如果你們是清醒者，讀罷即讀罷，
不要反擊，不要圍攻。

6 所有的「找麻煩」，都不是有意的

我不是放不下，我只是這也掛心，那也掛心。
我不是完美主義，我只是總覺得可以再好一點點。
我不是很女人氣的嬌嬌者，只是我膽子實在小到並不願意讓人知道的程度。
我不是記性很好的人，只是嚇到我的畫面在腦海中永遠不會被覆蓋掉。
我不是有潔癖的家務高手，只是對飲用水、空氣品質、洗滌衣物已經有走火入魔的檢查與要求。
我不是習慣悲觀，只是對迴避危險有太多預防性的假設。

二〇二〇年三月，新冠肺炎正夯，聽到先生在電話中談到旅行事務，我不必問青紅皂白，立刻衝到他房間直接插嘴提出警告：「今年，你只要出去旅行，不管到任何地方，從此就不要再進這個房子。」我之所以說房子而不說家，是因為一個人

如果不懂得顧著家人的安危，他本身就不再是家人。

新聞一再出現一染病毒就是全家互染，因此，鼠年，我跟兩個姐姐直到除夕之後一個月，才初次見面。我並不為自己心焦，卻為她們可能的粗心大意，天天叮嚀這、叮嚀那，我的愛讓全家人窒息。但是我有什麼辦法？如果家人能對自己仔細一點，我需要這麼焦慮嗎？

什麼都不怕，什麼都不怕，你們為什麼「什麼都不怕」？

有一天二姐生氣來電話，說好不容易跟朋友分配到的口罩，分了一部分給小姑，另外的竟被姐夫全部送給別人了。

我盛怒向二姐狂吼：「他是不食人間煙火太久了嗎？妳和小孩全都沒有口罩，他居然問都不問？這真的已經構成離婚條件了。」

我和姐夫感情素來良好，但是這非常時期的非常舉措，讓我完全無法接受。

我又轉過頭跟我的先生機會教育：「不管男人還是女人，不愛家人的人就是沒有人性。」

我的朋友適時拿到歐洲進口的口罩，一片一歐元，我把這個訊息先貼在社區群組團購中，讓需要的鄰居優先購買，但半小時之後，朋友說口罩已接手完畢，我只得刪除團購，也謝謝朋友為我留了兩百片。

我跟姐姐說：「妳們不謹慎，我要把口罩藏起來，等必要時再分配給小孩，一家老小十口人，每天上班進出的是六個人，我沒本事再去找口罩了。」

我對健康和安全一直有過慮的狂躁。如果不是疫情，我也許不會這麼焦慮？不！我一直都在為這些事生氣。憂鬱症的藥讓我時好時壞，有時，我覺得我已復原，就會對先生盡量服務周到，彌補內疚；有時，我覺得我真想從這個世界滾出去，不准任何人再來煩我。

我跟二姐和我的先生說過同樣一套話：「你們覺得這個世界上有我放不下的事嗎？都是你們在讓我操心，我吃藥有什麼用，碰到你們就崩盤，你們就是我的憂鬱來源，我一輩子都好不了了。」

我沒有控制欲，我真的沒有要控制我的家人，早在政府呼籲之前，我就提醒先生進電梯要戴口罩，並已準備好有帽蓋的筆、有帽蓋的圖章，放在玄關邊，提醒他們勿用手指直接接觸電梯鍵，可是我還是要次次提醒：「請你們用一個有帽蓋的圖章或原子筆按電梯鈕，到底有什麼困難？」

「凡事要準備」造成我的憂鬱症，還是憂鬱症造成我的「凡事要預備」？我對自己好難交代，別的憂鬱者都等著被照顧，我每天卻像發了瘋似地要照顧他們。

先生愛做菜，講了一百遍，先開抽油煙機，再上鍋倒油點火，不要等有了油煙才開抽油煙機，那已經來不及讓空氣迅速乾淨了。還有，我說了幾年，烹飪時要戴口罩，抽油煙機濾網上的黑油垢如果進到你的肺裡面，就算是鐵肺也擋不住。不聽不聽就是不聽。

有一天煎魚，空氣清淨機指數瞬間狂飆到五百，我轉機器正面指數給他看，從此，他做飯就開始戴口罩了。為什麼我講的道理，總還一定要有數據證據你才聽？這些都是我的焦慮來源，你到現在還不懂嗎？

前兩個月，我因受困健康，已經養成足不出戶作息，且不時戴著口罩遮醜，沒想到非常習慣這樣的狀態之後，一旦面對疫情，我像一個受過演習訓練的特種部隊，原先會因為自動隔離朋友圈而有的不安，這會兒，眼見大家都開始配合隔離，我頓時加倍減壓地舒服了。

醫生判斷我是血清素偏低，這樣的推論，我淺薄的認為算是生理病。

其實，我還是有一點理性的，所以只會在家裡丟人，如果遇有任何其他第三者在，我都會先預告先生：「當你發現我開始坐立難安時，請趕快把我帶離現場。」我的行為模式跟易怒念頭，如果在陌生人眼裡，你怎麼看我？你相信我是跋扈的，蓄意折騰我的家人嗎？

天也憂憂，地也憂憂。
緊鎖眉頭，卻上心頭。
好苦！還要再熬多久呢？

憂鬱症讓你比別人多懂一件事，
就是，沒有真正不快樂的事，
還是會讓人不快樂。

7 這些勵志格言，並不是安慰

我們不能只做別人的酒肉朋友。對朋友，除了挽著手尋歡作樂，也要懂得察言觀色，提前關注與協助需要幫助的對象。

陪伴憂鬱症病患最好的方法就是「陪」與「伴」。

陪，用的是耳朵，專注聽他專注的事物。

伴，用的是同理心的伴同，如果他想的說的做的路數太偏差，就小角度的一寸一寸把他拉回來。總之，不要失之用力。

鼓勵憂鬱症患者最怕大量運用勵志格言，勵志格言對他們（也是我們），是一句讓人「立刻致死的格言」。患者內心常有很多無法肯定的矛盾，但卻非常確定他們有最厭惡的肯定句，諸如：

❶「加油再加油！」

陪伴者常常很委屈：「我花這麼多時間在旁邊做他的啦啦隊，我一直不厭其煩地鼓勵他加油，他總是聽不進去，我陪他這麼久完全沒有意義。」

很多人鼓勵鼓勵鼓勵著，就跟對方翻臉成仇。結果是有病的沒好，沒病的也一肚子惱。沒錯，所有意義被「加油」兩個字澆出火了。

憂鬱症患者不是運動選手。運動選手有自己天賦具備的爆發力，當他累的時候，一個眼神，一個手勢，一個呼喊，就可以激勵他突破自己的底線，因為他身體維持著活火山的能量。

憂鬱症患者本身最大敵人就是沒有動力，內外都熄火了，他甚至連植物都不如，植物會獨自豎立，他完全像爬藤，不但找不到攀附的支撐，而且整個生命體都像在停機、關機、當機狀態，他不是沒有努力，可是他對自己就是無能為力。

加油這兩個字說得太簡單、涵義太簡單，簡單到像是冰冷的外交辭令，沒有鼓勵價值。

我是一部車，你也是一部車，五臟六腑就是油箱，你有油，我也有油，但是我拋錨了，而且一時沒辦法找到關鍵解決的方法，如果只是不斷加油，就是溢油讓車子爆炸。

每個人看到患者都說加油，對患者而言，這往往是沒有情感的應酬話，不聽不怪罪，聽了嫌討厭。鼓勵患者也要「因材施教」，真的有心，鼓勵話就要說得有點心情與感情。

❷「想開一點吧！」

對憂鬱症患者說：「想開一點。」真的是滔天大罪的攻擊性形容，足夠讓他覺得你夠可恨。

他不是因為想不開而入鬱，他是因為入鬱才一臉想不開的樣子，甚至，他根本無警覺地已切斷思考判斷的念頭。

你以為他是哲人放空？不，他是空白犯傻，記憶相對減弱。

憂鬱症是負面思維與負面行為較多的模式，但這不是他的個人「選擇」，而是他沒有能力修正的「受制」。

一個討厭的人或事讓我不舒坦時，狀況好時我會在心裡大笑：「有這麼嚴重嗎？」相對的，當情緒不好時，我會在心中冷哼，盡快當他不存在。

可是遇到嚴重的障礙等級時，我就會念頭快速一百八十轉：「幹嘛這樣？」、「欺負人嗎？」、「你以為我不敢發作？」、「是哪一次事件讓他不滿意要整我了？」芝麻小事，轉眼讓你墜入漩渦黑洞。

歷經極好與極壞的日子，我非常能分辨：有些事的失分，是因為做了錯誤的選擇；有些事的失分，則是因為行為選擇了你。

③「是你跟自己過不去。」

大量指導患者該如何如何，說多了，實在像指責患者是在跟自己過不去才會受困現狀，讓患者的挫折感更強。幫他開題，讓他腦袋靈活起來，最棒就是他能用申論題作答，這同時是他了解自己問題的方式之一。

對於不擅表達的患者，給他出選擇題，而且差異性盡量大一點，不要幫患者找答案，當他願意思考，他就有機會點燃能量。有些功課必須靠他自己繳作業，有些作業也要不斷溫故知新。

❹「說出來就好了！」

半強迫誘導患者說話，以為患者說話就是最好的情緒宣洩，那真的只是你以為，你哪知患者很可能正蹲在情緒障礙閘欄裡，並沒有辦法集中注意力「交談」。

陪伴者要伺機而言。憂鬱者既然形同植物，一個姿勢可以靜止很長時間，相形之下，拉起他就是活化他，但是不要催得太急，他沒有力氣坐起來、站起來、走起來、動起來……，你催得急他就乾脆不耐的放棄。

他不是你的運動員，你不是他的專任教練，你是陪跑員，能跑下去的基礎在於「你讓他願意」、「你讓他可以」，速度路線由他決定，如果他決定不了，你可以帶領，但這終究不是牽牛到溪邊喝水，如果你沒照顧好，到了溪邊牠還是不肯低頭喝水的。

笑匠也會演悲劇，**你不觀察他內心的障礙，你就很難成為一個好的陪伴者，你的陪伴甚至是壓力。**

❺「你瘋了嗎？」

當你指出他胡思亂想很沒有意義的時候，小心，他正在面對自己是不是瘋了的疑慮，你別闖禍了！

厲言是有勵志作用的，因為激發鬥志真的能產生童話般的神奇力量。但是陷入憂鬱症的人通常沒有競爭或致勝的意圖，請不要訓練他強大，不要用激將方式當作推動力，只要給他溫和的認同，讓他隨著心裡的吊橋擺動，或逐漸平穩吊橋擺動的弧度。

因為走在橋上要過橋的，終究是他。

❻「人在福中不知福。」

這句讚美很像打耳光，因為你把他的痛當成包裝漂亮的糖果。

他如果感受得到「福」，怎會鬱卒呢？

如果有福是實，鬱卒也是實，那很可能就是腦裡、心理、生理的內分泌失調。

當他需要調節傳導神經的螺絲鬆緊度時，就需要藥石配方的支撐，
如果重複強調「這裡沒有問題」、「一切都是好的」，
會讓他誤會自己被當成無病呻吟的矯情者，
他並不會因此而得到正面的拉力。
你要告訴他的是：「確實有點問題，但在醫療範圍內是可改善的。」

當一個照顧者，要量力而為

新冠肺炎疫情期間，醫生呼籲大家要格外敬重護理師，因為護理師對病患照料的時間才是最長、最仔細的；同理，憂鬱症患者身邊的照顧者，除了需要嚴加防範患者不按時服藥，其他時間，更要注意觀察他的情緒，避免讓看似微不足道的轉變造成安全上的缺口。

一般病情，護理人員與看護人員都是醫護知識最有經驗的理想人選，但是關於憂鬱症，家人、愛人、朋友，才是更恰當的陪伴者、照顧者。

重度憂鬱症，會讓病患出現幻聽、幻視、迫害妄想症的症狀，那種痛苦可想而知，有的時候為了保護當事人，行為與空間的約束，就成了不得不狠心施行的醫療手段。

陪伴照顧者必須有強大包容力的個性，而且凡事不邀功，做個輕鬆的伴遊者、陪玩者。

「玩」是很重要的解壓艙，清楚哪些是患者有興趣的，就能瞬間拉提其情緒。

說個完全真實的笑話：她從上海遷回台北定居，三個月了，三十個打包箱全都沒拆開。她說：「台北怎麼下雨下得這麼煩人？我憂鬱症都犯了，沒法整理新屋子，也不知道自己下一站該搬到哪裡？」

這位姐姐有點年齡了，耳朵有點背，人家聊什麼，她因為聽不清楚，當然沒有太大反應或興致，我忘了當時我突然說了什麼，總之是出現了「談戀愛」這樣的字眼。哎呀！一點都不誇張，我說完這話剛好跟她四目相對，她不但聽得見這三個字，還眼睛唰地閃亮起來，反問我：「談戀愛？誰呀？」

我立刻明白這個話題她有興趣，整個晚上，我轉來轉去，就是引這些老姐姐談她們的戀愛史，在座五個有三個是在服藥的資深憂鬱症患者，沒想到整晚歡聲笑語，大家重返海角一樂園。

你的專心要不露痕跡，你的安排要順勢而為，如果你讓患者看出你的用力與費心，那他還來不及感謝你，就已經掉進壓力圈了。

說話多運用徵求、徵詢方式，讓他居於主權位子，如果他的答案不符合你設定的適合選擇，不必反駁他，而是用另一道新題目引導他走到你期待的好位置。

你可以在手機裡儲存一些知識性、高笑度、自然美感的內容，機會對的時候，你們可以一起看看、共同討論，但是如果你在陪同階段自顧自的滑手機，那你真的還不如不要出現在患者面前。

專心的陪伴，勝過一切言語

我在陪伴的過程裡，多數聽到的都是重複的內容，有的是是非，有的是委屈，有的是謾罵，有的是自怨自艾。我不勸、不附和、不結論，只做出一臉專心在聽的樣子，為什麼只是專心的「樣子」呢？因為如果持續非常認真的專心，很可能我自己也會跟著崩潰。

當我專心看著對方，心裡卻不得不像穿上防護衣去想其他事的時候，我至少還有一個功力，就是對方的話說到一個段落時，我可以完全反應一些對話，絕不用「哼」「啊」「哈」「喔」這種單字字詞來虛應，不讓對方有被敷衍的失望感。

我的陪伴，不是為了討好朋友，而是真心認為：憂鬱症確實是心情上的大災難。陪一陪，是朋友應該做的事，但如果時間過長，次數過繁，有些朋友就會把陪伴視同落難，這樣的自保，我是到很晚才體會理解。因為到最後，我就是太迷信自己很有能耐應付和照顧別人，而讓自己同陷萬劫不復。

作為一個照顧者，要量力。**拉不上溺水的人，當然是一種遺憾，但讓自己也沉下去，對誰都沒有意義，是吧？**只要做到誠意地專心，真的就夠了。

Chapter
4.

鬱戰

和不完美的自己，溫柔和解！

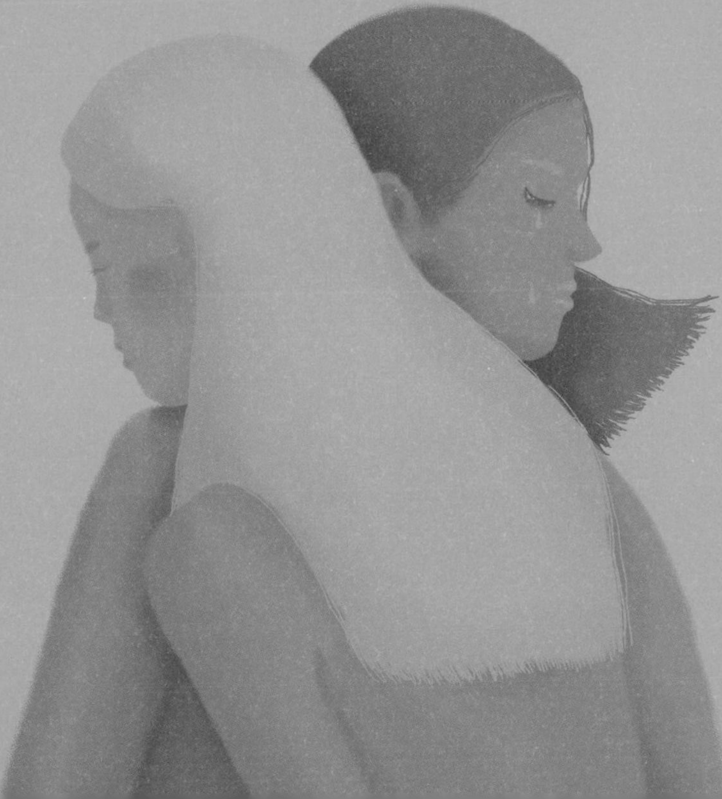

憂鬱症專撿軟柿子欺負，
你天天讓步，它就天天逼近；
你天天進步，它就天天退兵。

1 凡事繞路，不鑽牛角尖

不管是受訪還是朋友同學，都對我曾自療憂鬱症的成功經驗多所關切。但是在當時脫困的幸運，未必是現在輕易可得，因為大環境的改變，形成太多新的干擾電波，如果我們不能擺脫這樣挾持性的干擾，就是在連環套的惡質遊戲裡持續戲弄自己。

我當時憂鬱症的起因清楚簡單，感情受挫、更年期作怪、最愛的爸爸長臥不醒，我已經不喜歡總是跟別人私生活有牽扯的工作，我每天都不想醒來，或醒來之後不想活下去。最可笑的瘋狂是：我詛咒般地以為，死亡可以懲罰某種不公平。多好的四十歲，我卻任憑生命活力荒蕪。

痊癒之後，我對失意人最簡單的提醒就是，不管職場上、感情上、家庭待遇上，你只要專心解決與改善問題，不要苦苦追問人生為什麼這麼不公平，公平的意義層面有很多死角，只要你不去鑽牛角尖，繞個路側身而過，不同的景觀就能把你拉出垃圾場。

我可以叫出八個朋友的名字，他們的妻子、女兒與當事人自己，他們不耐受而以相同的方式釀造悲劇，結果受懲罰的只是愛他們的父母而已。

據醫學報導，憂鬱症的人不一定會結束自己，結束自己的人一定有憂鬱症。我認為這個論點可信度極高。憂鬱症的人在外人看來沒有溫度、沒有氣息，但往往他的內心是一座憤怒的火山，一直噴漿冒焰，把自己五臟六腑燒煉得什麼都不怕，也什麼都不要，就好像蓄意在累積一種絕對威力的能量。

對我這樣的人，「字療」是有效的，我就很會寫、很會寫、很會寫；「寫」就是「洩」，我寫日記可以寫到渾身是汗，衣濕、髮濕，那樣的不好過，好像隨時都是訣別書、告別書、遺書，偶拾一張發黃的筆記，看完失聲一笑，甚至記不住當時的情境真的這麼純、這麼蠢嗎？

我從來都不想上班，我上班是為了躲避空隙、鎖住時間，
不讓心思進入最深的地方。
我戲謔傳神的描述自己：情字於我本如森林童話，

因為美麗的驅使而展開，我不知道這裡的妖魔鬼怪多過我所熟悉的世界，
經過極度重複的驚嚇，我變成總是倉皇竄逃的失智魔獸，
我知道那是我自己的無知無能與盲目盲從造成的，
現在才知道，原來愛是神魔合體的。

如果你可以善心善面善口、真情多情深情的待我七天，
我願意在第八天含笑而逝。
你是丟火把的人，燒完就走。
我是被火紋身的人，小心翼翼不讓你聽到任何呻吟。
你是鑄鐵人，心、情、淚都融化不了這鑄鐵，
鑄鐵只有遇到另一個持火把的人，才能體會自己對痛的耐力，
也才會感受到火燙傷口的腐朽。
我必須做掌握自己靈魂的強人。
我永遠不做善於搏擊別人且無往不利的勝利者。

我承認愛情天大地大，但大不過我們的命。
莫要辜負好青春。
青春就是用來戀愛。
青春也是用來失戀的。
不過愛和不愛，不要運用欺騙。
青春是用來參加競賽的，青春也是用來學習失敗的，
且競賽和失敗，都可以累積人生籌碼。
青春是用來弄懂自己的雄心壯志，青春也是用來讓自己心亂如麻的。
因為青春不怕一次又一次的跌倒與奮而再起。

當我是個孩子時，我想，活到三十歲就好了。現在，我已過了兩個三十歲了。如果你是恨老仇老欺老的小青年，小心，轉眼間，你也一樣就皮粗肉垂了；如果你是敬老尊老親老的小青年，小心，轉眼間，你也沒有餘力扶持別人了。

青春無敵不是主訴年華美貌，青春無敵是指：沒有一根金銀繩索可以把你五花大綁。你就是飛天鳥，你就是攀樹虎，你就是草原豹，你的心智節節攀高，是為了

掌握思慮，而不是為了陷入憂慮。

看精神科門診，候診的年輕人怎麼會這麼多？想幫助朋友的年輕朋友來找我，告訴我在他們之中的各式各樣範例，可是大多數是說不出原因的。我說，嚴重的看醫生，不嚴重的，自己要靠戰略脫困。

很多人怕看身心科醫生，究竟是害怕有醫療紀錄造成他日不便？還是根本不願意面對危機？就好像新型冠狀病毒流行期間，很多旅客躲起來，如果躲起來卻發病了，誰救你呢？

也許以前說憂鬱症會夾雜一點複雜情緒，但是現在憂鬱症已經與心血管疾病、肺腺癌，都是排行前列的普遍疾病科別，而且嚴格說來，**憂鬱症是「症」不是「病」，所以不要怕它，也不要躲避它。**

我有朋友，一家四口都患有憂鬱症，這是基因使然，鬱症、躁症、強迫症，家人各有糾纏，的確相當辛苦，每個人吃的藥物不同，孩子好得早些，媽媽困鬥十多年，才終於看對醫生吃對藥。

從此，她說：「我以前好像都沒覺得活著是一件好事。」

活著一定是一件好事，但是生活裡總是有避免不了的枝枝節節，會刮傷我們的臉、戳破我們的肌膚，試著訓練自己把每個傷口當作獨立疤痕，不讓傷痛的總和相互纏繞成千頭萬緒的大死結。

最難過聽到她談她的男同事，她說：「他覺得吃藥讓自己變得遲鈍又笨，所以他吃吃停停。」說過了，不能擅自停藥，其結果就是做了不能挽回生命的事。

吃藥造成遲鈍是沒有關係的，那是過渡時期，我不也嗜睡了很長時間？但當藥量調到恰到好處時，你的身體會逐漸適應這些融入關係，我現在已經不嗜睡了，但是我承認情緒依然時不時有起伏的狀態。

也有些媽媽跟我談子女的情緒，關係夠近的，我會說：「他們如果願意，就來跟我聊聊天。」我覺得我的意志力，讓我一直努力掌握一些節奏。

憂鬱症患者能協助有相同困擾的人？
是的，一個能逆轉勝的憂鬱症病號，
因為身歷其境、因為身處其中，
會敏感到一種氛圍可以讓我們格外身心舒暢，
這就像一個成長團體，用聽得懂的體會，來重新搜尋自己的定位。

不要只和 3C 產品做朋友，
人的聲音、人的溫度、人的善意，
也是抗憂鬱症的助力，
他們可以幫助你飛越荒山野嶺。

2 不聽、不看，遠離酸民

中壯老看談話性電視節目造成憂鬱症患者激增，以此推論，青少年憂鬱症患者的病源很可能來自網路的無所不爆、無所不戰、無所不酸。

電視教壞我們；網路把我們教得更壞。電波與網路改變我們的生活內容，可是提升品質到了一定界限後，人性的善與惡都急速放大，於是落差不只是落差，而是兩個完全相反的方向，這樣的自由，改寫了人性本善的天命。

最近幾個年輕人陸續與我對話，我本身並不特別熱衷憂鬱症話題，但他們提出時，我也樂於共同探討，尤其，我發現他們最大的不解都是：「我旁邊好多同學都有憂鬱症症狀。」然後，他們承認最難過的是一再發生真實的悲劇，自己雖然接到警訊卻完全無能為力馳援。

我記錄跟多位年輕人的談話，鬱症的不安也許有跡可循。有些時候，年輕人或許需要終止一些多餘的活動：

❶ 網路啟發太多虛榮心

「比較」及「計較」的嫉妒心比「競爭」、「競賽」的榮譽心高，排幾個小時隊伍，為了吃一個新品牌的美食點心；露天打地鋪一夜，為了買一張演唱會的票；用最好的手機，只為上網等開賣時間搶標限量版紀念球鞋。

好像生活學習的目標，就是為了找出一件可以張貼告知天下的事，這件事如果能出彩搏人注意，才能創造自己的一日價值。網路讓人忘了真正榮耀的事，且常常焦慮自己在網路上沒有一席之地。

❷ 小確幸算是幸福與祝福嗎？

玩網路，年輕人眼快手快打字快，但是哪來這麼多時間呢？在手機與網路這些最好的學習工具上，我們淪陷得相當嚴重。

上下班時間在捷運或公車上，一眼望去，上班族與學生，無一不拿著手機在打電玩、追劇、看ＩＧ或臉書，這所有的休閒都是節奏取勝，大家的心如何被滋養呢？如果看新聞頻道，我們還可以知道一天發生些什麼國際要事，至少還能吸收點什麼。

沒有一個世代的歷史不在陳述一個事實：在講究文明與講究物質的取捨上，可以看出這個時代是旭陽？還是夕陽？

飛黃騰達不是理想人生的追求標準，可是年輕孩子嘲笑大嬸的廣場舞、嘲笑長輩發早晚安問訊時，公共公眾平台裡，多少年輕人過的日子，其實比半百之歲的人還要衰老、還要欠缺活力。

❸ 偏軌的相互學習

在任何媒體上，標題聳動、選材激化，已經是同時存在的惡夜妖風，留言板的留言更是凶狠的凌虐集中營。公眾議題公眾討論，有教學相長的意義。所有的不同，不必用誰對、誰不對來結論，而是在不同的觀點裡，我們有沒有學到我們自己錯過的他種知識？

筆戰論述本來就是各自表述的事，說自己的認為或駁斥別人的以為，據理而言到據實而攻，都是研習態度及究實精神，這樣的擂台互揖，切磋有成，不就是言論自由的文明嗎？

為什麼？為什麼？為什麼？任何新聞尾隨的留言，詛咒居多，刻薄無情，即使一則正面新聞，也可以罵到風雲變色，聞字即聞其臭，甚至人身攻擊謾罵狂掃，造成一個家庭與一個生命的崩塌。

❹ 沒有人看得起自己的名字

尊重自己祖宗的人會尊重自己；尊重自己的人會尊敬自家祖宗。

而最簡單的尊重態度就是：你承認自己是誰，你知道自己來自哪裡，你清楚自己叫什麼名字，你也願意誠實說話；這樣的你，懂得自重就懂得尊重。

你也會有不喜歡的人，但是你也不會把羞辱別人視為沾沾自喜的能耐。很多沒有名字的人，有罵人上癮症，那樣的強迫症是有傳染性的惡疾，有可能造成其他更多的憂鬱症。

電視讓中年人發瘋；網路讓少年人抓狂。我問小青年：「你覺得這十五年來，能在大眾面前滿足表演欲的健康娛樂是什麼？」

他答不上來，但又覺得所有3C產品都是讓愛表現的人，可以順利到所有平台上創造自己的舞台。

幾乎所有平台上都有很多無煙戰爭，血淋淋的文字或影片、直播，讓人打心裡難過世事多變遷，連美好事件也常以惡質的懸疑句，誘惑黑暗部分的人性，劣幣驅逐良幣定律在網路上表現得淋漓盡致。

我覺得，只有卡拉ＯＫ是可以放肆表現自己、帶動活力卻絕不競爭或傷人的趣味性影音遊戲。

網路太酸，人怕人、人鬥人、人恨人，那樣的強酸一來傷害到人性的信任，二來培養了以惡制惡的兇殘。不需要分析，相信任何年齡的人都可直覺找到答案，這樣的強酸隧道，會把大家帶到康莊大道？還是走向夜叉的宮殿？

網路沒有不好，網路上有很多學習的機制、學識、經驗，甚至還能認識一些陌生的新朋友同行向學。但是，憂鬱症的孩子，**我建議你不要每天在網路上流連太多時間，因為強酸就是會導致體質與心思轉為弱鹼**，如果我們不是被吸收為暴戾者，我們就會被暴力摧殘，即使我們不參與只閱讀，也會有這樣的後遺症。

「一刀兩斷遠酸民」，請記得這七個字的建言。

走不到八千步就走五千步；
走不到五千步就走三千步，
如果連家門都走不出，
至少在家要原地踏步或立定跳，
屋裡有聲響，憂鬱症就不會來敲門。

3 你的興趣是什麼？

抗鬱如抗疫，鬱戰如疫戰。憂鬱症不同其他疾病，憂鬱症可以靠好強、為自己爭一口氣、我制得了你這個不速之客……，作為個人迎戰的心理喊話，然後調整合宜作息、確實履行堅定毅力，鬱戰並不難打，如果自己戰況實在處於劣勢，就請接受醫生提供的適當藥物支持，這對生活絕對沒有絲毫不良副作用。

現在我們以一天二十四小時的時間，來規劃每日不可放棄之例行訓練吧！

❶「戰」起來的第一件事就是「站」起來

早上，你會醒，但是因為整個半夜，你都是睡睡醒醒，所以早上醒來的你沒有精神，恍惚到接近失能狀態。

你以為再躺一會兒就起來？不會的。憂鬱症的一日初兆就是不管躺多久，你根本不會有「起床意識」。醒來的那部分，不會促使你拉開窗簾、考慮今天工作適合的穿著、如何分配先來後到的事務。

至於沒有醒來的那一部分，反而想法很多：想哭、想再也不要醒來、想我到底是哪裡卡到了，當然，你最可能什麼都不想，直挺挺的躺著，有呼吸，沒力氣、沒思維，直挺挺的持續躺著，連翻身都不會發生。

「你只要肯下床站起來，你就得分。」別人聽我這麼說，會覺得我把下床當成有難度也太誇張了；但是，我們是憂鬱症患者，你懂，我更懂，下床只不過是腿跨一步，結果不僅有難度，而且有很大的難度。

我們同病相憐，我們相濡以沫，那時我告訴自己，爸爸正用隱形的手托住我，我願意為他站起來。現在，容我也以隱形的手托起你，我們是隊友。

❷ 早上的瑜伽墊勝過晚上的跑步機

不奢望你運動，但是請你鬆動一下筋、骨、氣、神。為了避免你在恍惚中摔跤，請不要激烈大動作，也務必在瑜伽墊上進行暖身，可側躺、可平趴、可蹲立、可盤坐。

請花十分鐘做柔軟操，不管是你學習過的室內體操，還是你自己順勢施展的動作，都沒有關係，不需要這麼講究，只要保持每一個動作都非常緩慢，那不管是否正規翻、轉、扭、提，你都不會受傷。

請再花十分鐘靜坐。靜坐時，你可冥想，你可默誦，你可完全放空，但只要有念頭出現，請你奮力吐納向光的能量。

❸「走路」永遠比坐車健康

沒有全程走路的機會，就選擇提早下車，做好必要的防護後，你的路行還要具備「你追太陽，也讓太陽追你」的任務，這是非常微弱的運動量，你應該把握一天當中每一次可能的機會。

建議你不要在車廂待太久，是源於一個不禮貌的見解：也許大家都生活壓力太大，公車捷運裡的乘客，不容易看到笑容可掬又溫暖招喜的容顏，太長時間面無表情的對視，會增加彼此不知所措的不安。

走路可以讓你藉機提升自己的友善學習，當你主動對人打招呼時，你通常會得到回應，而那個感覺，就我自己重複的經驗而言，是舒服的，是足夠冀望這個社會很安全的。

④ 每天唱一首小人物的快樂頌

「快樂頌」是泛指所有可以讓你開心的事，它不必是一首歌，可是它可以帶給你唱歌的心情。

無須選擅長的事來做，選喜歡的事來做。如果你喜歡旅行，你可以在地球儀上隨機指一個國家或城市，然後，開始找這個地點的相關資料，既有知識性，也有娛樂性，更可以排進病癒後出去旅行的首選。

如果你懂得電腦繪圖，你可以把自己、把最喜歡或最不喜歡的人，設計各種造型圖像，你知道這樣很容易把自己逗笑嗎？而且這些圖稿在某個適合的日子，會是很好的禮物。

我一直想學跳舞，可是韻律感差到不敢當眾學，於是我把「抖音」裡教四步舞、五步舞的影片都存在手機裡，這些影片在地上貼了前後踮或繞腳步的編號，當四下無人的時候，我會放出來練習，我舞步的笨與蠢帶給我很大的笑點，我跟自己玩得很盡興。

請去尋找與發掘你自己的快樂頌，每當你的愉悅感擊退你的焦慮感時，你所欠缺的快樂荷爾蒙、血清素、多巴胺，就有可能進入自行分泌狀態，這正是藥物在協助你補充的元素，當你可以正常分泌時，就存在復原並停藥的可能。

5 學會比下不比上

今天過得順不順？有人欺負你？有人幫助你？

如果過得好，記錄幾筆那個對你好的人有什麼優點。莫嫉妒、莫憎恨，不管你羨慕誰，相信我：如果要拿你自己的人生和任何人交換，你都不會願意的。因為星星月亮太陽都會有弱光的時候，那還不是咱們這些小人物承受得起的。

我們不一定要跟模範生學習，但要跟笑口常開的人學習，一個沒有出色成就的人卻廣受歡迎，才是真正大魅力的個性，這些個性中一定有特別的薰香因素，近他可沾能量，感染快樂氣息。

如果過得不好，就想想「世上苦人多，自己還不錯」。

❻ 音樂伴讀，學習靜處的自在

不喜歡閱讀？不喜歡音樂？如果非要閱讀、非要音樂，也非手機不可，那你不妨給自己三次機會，試試建立音樂伴讀這個習慣，看會不會產生神奇的作用。

手拿書，進行閱讀的同時，此時的手機只是單純的音樂播放器，請不要看手機畫面，讓音樂陪你讀書。持書的手感，聽音樂的韻律感，會創造你個人的心靈節奏，這跟滑手機的聽看感受力，是完全不同的。

如果剛開始不能專心閱讀，拿支螢光筆把自己認為值得重複閱讀的部分勾選出來，讓閱讀的記憶點越來越多元。如果專心不了，就回復孩子時期的「大聲唸書」，如果境界更高，就學習蔣勳老師的柔情朗讀。

懂得閱讀，就懂得獨處，懂得獨處，就善於靜處，進位到善於靜處，自然就天地無擾了。

有報告指出，憂鬱症患者的手機使用率是正常人的三倍，關於這點我比較存疑，因為二度進入抗鬱療程後，我多數時候是處於關機狀態，即使開機也完全不瀏覽資訊、簡訊。

我只知道自己閱讀時間增加了，而且每看完一本書，就會有很大的安慰感，認為有效提升自信心。

❼ 玩拼圖、做拼布、寫電話手抄本

不管你的憂鬱症有沒有進入藥物治療，嗜睡與記憶衰退問題都是你甩不掉的感知煩惱。

找一幅喜歡的圖案，好好完成一張貼圖作品，不急，一星期也成，一個月也可以，擺脫自己的嗜睡感。也許這張貼圖會是未來你家牆壁上的藝術品焦點。

拼布是考驗自己的色彩美學，縫製技術也很考究，但是你並不是要擺攤求售，作品有瑕疵或滑稽，完全無需介意，你只是訓練自己視覺、感覺與縫紉技巧的結合而已。不必耗資買材料，家裡總有一些閒置要淘汰的衣服吧？拿它們來練學徒工，從拼好一張電腦遮布、一張書桌墊布開始，慢慢去發掘你的潛能。

手機裡的電話號碼有上千個，也存在雲端中，不會再遺失，但是請準備一個漂亮的電話簿，對照手機電話簿，邊看邊揀選朋友，完成新的電話手抄本。你每揀選一個人名進入手抄本的時候，你就會對他產生一次印象回顧，你自己去體會一下，那是很奇妙的感覺。

我已經給了你lucky seven，請你相信這個幸運籌碼很實用也很簡單，你只要肯下注一次，就可以同時得到N倍的附加價值，懂得這是穩贏不輸的矩陣。

我是最相信愛的力量的人，但是這回我得告訴你，不管愛你愛得多深，這一關，就算有很多人願意也可以扶你前行，但是需要抬起腿的終究還是自己。

我提醒你如何心疼自己一下：雖然你只是被憂鬱纏繞，但是摸摸自己的手臂、摸摸自己的大腿、摸摸自己的肚皮、摸摸自己的脖紋，嚇死你，所有肌肉都失去彈性了，那種軟綿綿不是身體的衰退，是生命跡象在向你的生命告別。

挺起來呀！我的病友，我剛開始下床的時候還會踉蹌不穩呢！

我的情緒「失守」，就醫生兩次門診觀察，認為我容易焦慮，焦慮會造成血清素的分泌失調。

你觀察自己了嗎？你願意就醫嗎？
像我這樣持續快樂十幾年的人，
都會被自己不知來自何處的焦慮狠打一頓，
那你更要認真看待自己的不開心是否隱藏其他危機！

你可以有憎恨的事，
但你不能沒有可感激的人，
你感激的人越多，心的力量越大，
憂鬱症也很怕人多的一方。

4 每天出題目給自己

愛是力量。家人愛你，給你力量。你愛家人，更是力量。你要好好利用這股力量，它會讓你勇敢、果斷、走對的路。

來看看透過愛，我在健康上做選擇時的邏輯，這些都是我在憂鬱症發生同時所經歷的事實。愛就是生命方向的羅盤針。

第一次憂鬱症，一年看五十四次門診，天天疑神疑鬼，鼻胃管與咽喉食道的塞管內視，都是非常非常痛苦的檢查，頭痛欲裂，胃酸反芻，讓我日日夜夜難眠。

耳鼻喉科醫生給我看X光片子，鼻中膈彎曲的程度，讓我自己都覺得能歪成這樣實在很「假」，醫生說若想結束頭痛、避免鼻竇炎，就得開刀矯正，痛苦的是第一天要用口腔呼吸，然後三天就可以出院。

我衡量，動刀？不要！

腸胃科醫生說我胃的賁門鬆了，不僅胃酸逆流，且食物會直接冒衝到咽喉，這是事實，確實常有米粒大小的食物冒到喉嚨，好在沒有幽門桿菌，如果開刀處理賁門，這些問題就迎刃而解。

我衡量，動刀？不要！

我有幽閉症，第一次照核磁共振時，醫護人員從觀察室開麥克風說：「如果不舒服，妳舉手我們就會知道。」我躺在診療床上尚未推送進龐大儀器圓筒時，已經覺得快窒息了，二姐突然出現在觀察室的玻璃窗前，她說：「我在這，害怕就舉手，我一直可以看到妳，妳心裡嘴裡都唸觀世音菩薩。」

姐姐遽然到了觀察室，我覺得安全又平靜多了，然後我把眼睛緊緊閉起。推進儀器時，我不曾睜過眼，所以我不知道自己和儀器之間存有多少空間，那個怕窒息的壓迫感沒有繼續增加。

我為什麼懂得閉上眼睛可以起一些壓驚作用呢？年輕時，我去遊樂場玩過鬼屋。鬼屋是一個火車廂般的長空間，兩側長條板凳，遊客相互看到的只有對面牆上的格子窗。

遊戲開始時，長艙突然黑得伸手不見五指，然後你開始覺得椅子在前後搖晃，搖晃一、二十秒後，長艙有了一點光亮，這個亮度剛好讓你看見對面格子窗翻轉的弧度，越來越大、越來越大，大到整個長艙都要打滾式的翻過去，客人全在驚恐大叫。我嚇得想：要出人命了。

然後，艙內突然大放光明，你清楚地看到，自己坐的長椅子是有在微晃，格子窗也只是微晃，可是前面視覺殘留與搖晃錯覺所造成的印象，竟是如此的翻天覆地，有些客人真的是含淚笑出聲來。

然後我在美國坐一次室內星際雲霄飛車，一上去，我就閉緊眼睛，所以除了聽到驚叫與感覺速度之外，我沒有再次被嚇到。

這兩次遊樂經驗，我移用到核磁共振照影上，有用。

前些日子，我碰到一個媽媽要照核磁共振，因為沒有子女陪同，她在等候時就害怕的哭了，我安慰她：「這是沒有任何危險性的檢查，只是幽閉感覺讓人的心理難適應，聽我的話，把眼睛閉著到結束再張開，如果實在還是害怕，就請醫護人員施打一點點鎮靜劑。」

因為幽閉症，我不僅四年沒有看過電影，也不上高樓，不進地下室，當然是完全不可能坐飛機的。那時東森電視台在洛杉磯開北美台，新聞界、電視界受邀包機飛美，因為工作無法拒絕，我在多年後第一次坐飛機。

我到機場第一件事，就是買最高額度的旅行保險，保險單受益人是姐姐，單據也寄到姐姐家；然後，真的，我的恐懼感就可以稍稍減低一點。

我想，這就是愛的力量吧！當時我是這樣告訴自己：「不要害怕，如果真的遇到什麼，至少姐姐的家人可以獲得照顧。」

然後，二〇一八年我診斷有腦動脈瘤，雖沒有立即性的危險，但是如果做預防性的處理可減免日後中風的風險。腦動脈瘤手術比鼻中膈、賁門手術危險多了，而且我終究不是當時的年輕；可是一次門診之約，我就排定了手術日期，我對家人只有告知性的說明，沒有討論商量的空間。

我想，這就是愛的力量吧！當時我是這樣告訴自己：「不要害怕，我必須接受預防性的手術，不要讓自己未來的可能風險拖累家人。」

沒事的時候，我可能失之窮緊張，關鍵的時刻，我倒也很有膽量豁出去，真正的理由，我愛家人，我也沒有膽子和健康賭運氣。家人的支持對憂鬱症患者很重要，但是我們會不會挾持他們對我們的愛，而放任自己不對努力復原盡責呢？

憂鬱症患者有半數以上是因為身體無法自行合成血清素，以致失去叫做「快樂荷爾蒙」的因子。我們失去笑容擺著一張臭臉，請不要責怪我們，因為我們「愉悅感傳導神經」秀逗了，已完全接收不到大腦對開心、自然微笑這些好情緒的指揮。

我們如果只是「呆若木雞」，那已經夠客氣了，很多患者時不時還會有更讓人不理解的強烈情緒反應。

缺啥補啥，除了藥物之外，我們自己也要透過食物多補充補充血清素。就餐飲習慣而言，我實在不該得憂鬱症，因為香蕉、奇異果、櫻桃、全穀類（糙米、燕麥、薏仁、杏仁）、牛奶、南瓜、堅果、黑巧克力、深綠蔬菜……，無一不是我常攝取的最愛，這些當中，有些是直接產生血清素，有些是刺激血清素分泌。

我不喜歡吃香蕉，可是憂鬱症上身之後，我每天一定吃兩根香蕉，而且每次吃完都會說：「真好吃。」我始終能對自己保持高度的自我鼓勵與信心喊話，因為我就是不要放棄自己。

你可以試著鼓舞自己嗎？每天在床頭、書桌貼一張繽紛色的便條紙：

- 該選擇最能幫助我思考的宗教信仰嗎？
- 我可以做得更好，讓家人不再為我那麼操心嗎？
- 我要找到煩惱憂慮的源頭，而且我有能力解決它。
- 我是依賴情緒為我生活掌舵？還是用毅力為我生命改造？

就這樣吧！每天給自己出一個題目。
每天也為自己的題目找答案。
別讓思維停擺！
停擺的思維就是空白的蹉跎，我們不浪費自己。

憂鬱症是無言詩，它的來去與長短，
都不在你的規劃之中。
但是，你必須禁絕不讓它延燒，
而且你不能允許自己無能為力。

5 堅持及毅力，會讓憂鬱症自討沒趣

如果千悔萬悔也毀不了我，我想，「不想就此認栽」的毅力，就是不讓繩索勒死自己的解套秘笈。

如果你瀟灑，憂鬱症不會來纏你，如果它纏錯人了，你又還能繼續瀟灑，也許它覺得無趣，扭扭捏捏一段時日後還真的會自動退場。

但是一般憂鬱症者不是偶然的邂逅，他們必須跟憂鬱症對搏硬幹，而且就算加總所有內外支援的兵力，最大的戰勝可能仍是看當事人有沒有不屈服的志氣，對踩扁憂鬱症舉臂歡呼的「意願」高不高。

我們不願意受病痛之苦，可是我們也不願意太費力氣爭取勝利，難道你以為憂鬱症是偶來的晨霧，飄著飄著就自動散了嗎？在我服藥三個多月有所改善之後，我突然又有力氣來管閒事，想到很要好的朋友失常地對我沒有特別理睬，直覺有點不對勁，就很難得的發了一則問訊。

她比往常回訊的速度慢很多：「真不知這樣的日子該怎麼過，所以就一直睡覺。」她是我朋友群中最正向、作息最滿、最愛公益、脾氣最好、人緣最佳、樂於欣賞別人的特殊女子，居然還說了更嚴重終結情緒的方式。

這真把我嚇壞了，嚇得我整個人都更加振作起來，好像隨時都要出任務去照顧她似的。

我說：「我擔心妳。」

她說：「我也擔心妳。」

結論：「我們都不要擔心，各自穩定。」

我們是一樣的人，我們都是「不被打倒意願很高」的人，這不是說個性好強，是指我們在人生道路上一直有強烈信念。

我問診初期，面容狼狽，不出門，不見人；因為約會依然很多，我經常陷在找理由婉謝的壓力下，後來索性關機。再開機是新冠肺炎疫情發生時，因為我不看電視也得關心疫情進展的狀況。我不敢重複九二一地震時的經驗，因為當天早上看了四小時電視新聞造成鬱症來襲，有半年時間，我在編輯部驚慌得只能坐硬板凳，不敢坐高背辦公椅。

疫情重創全球，卻為我帶來兆分之一的好處。我理所當然不出家門、不進電梯、不出社區，如此的生活本已習慣三個月，至此，維持甚久的戴口罩不說話神情，不再讓我覺得自己是病人，在關心全世界受災的悲情中，我自己總算比較放鬆了。

我害怕進醫院，害怕吃藥，所以我對健康有歇斯底里的注意，真有不舒服時，我總是努力調息生活餐飲，希望讓自己自動復原。過年前我已咳嗽數日，但即使以為是胃食道逆流的擾人常態，我和先生還是分房、分浴室，至於我佩戴口罩，已是兩個月前就開始的怪異行為。

為了靠近太陽，臨時決定除夕前一天下高雄過春節，先生說：「最後一天門診不去看，就要等過年之後才開診，不好吧？」於是上高鐵前看了醫生，拿了咳嗽藥。對於小小的咳嗽，我也不會不當一回事。

住在先生姪女家，雖有睡房安排，但是我堅持他去睡沙發；造訪吳家任何一戶，除了吃飯當下摘下口罩，其他時間我全程都戴著口罩，包括夜晚睡覺也是。

年初三返北，覺得咳嗽絲毫未減輕，到藥局去買咳嗽藥水，藥劑師說：「這咳嗽藥水含有嗎啡，屬於管制藥品，只有醫院才能給。」吃了一輩子含肉桂味道的咳嗽藥水，第一次知道是管制品，也算長了知識。

初四醫院針對防堵疫情開了一個咳嗽特別診；先生又說：「我們這個年紀，感冒超過一星期不好就一定要看醫生，咳嗽也是。」他要我去看特別診，而且如此堅持，這是從不曾有的現象，我覺得怪怪的、毛毛的，就去了醫院。醫生看完診，認為吃了幾天藥竟沒獲得改善，立刻交代先照X光。

X光片一顯影，我和先生頓時安靜，就算沒有醫學知識，我倆也看懂了，右肺上一條半根筷子長的白色刷狀條痕，醫生說：「急性肺炎。」

是的，久咳不癒，我已轉肺炎，在疫情氾濫的時候我得急性肺炎，還要住院，這是要逼瘋誰？但，我竟然不像往常那樣，有點不舒服就會驚慌焦躁。

我清楚地說我回家服用抗生素，醫生交代：「不咳也不可停藥，一定要吃完，一個星期後回診，中間如果有其他不舒服，立刻來掛急診。」

從那一天開始，我每天喝兩個水銀內膽的保溫瓶開水。當然，除了吃飯，我和先生在家都是全天候戴著口罩。一週後，再回診二度照片子，白影明顯變小，醫生說過些時間再照一次片子，看肺部疤痕能不能自動退掉。

他先安慰我：「有的時候就算痊癒，還是有可能留下陰影的，不必慌張。」

三月六號時，疫情正如火如荼，早上八點我喝完咖啡，第一次一個人去看門診，這時候怎能再讓他陪我去醫院「戰區」呢？我們都決定不可同時出現在危險地帶。

第三次照X光，不但完全復原，而且一點疤痕都沒有。

我回來說完結果，先生在我臉頰上親了一下，我們已經有幾個月沒靠這麼近過。先生說：「一個德國人建議每天吃三顆大蒜，這樣，可以避免別人靠近你，就有效防疫了。」

天啊！他會說笑話了。

我覺得，這一連串的發生都是天意吧！

讓我早早復發憂鬱症，其實就是為了給我時間，

讓我提前適應這一次無可避免的自我隔離。

我能這麼想，應該可以間接說明：「我的正能量回來了，

我對事情的推論又回到光明的磁場中央。」

深夜時間，太過寂靜。
這是憂鬱症最不留痕跡的突襲時刻。
所以你必須早眠，
才能完成次日更重要的早起。

6 就算覺得「死了也好」，我還是拚命的活著

能夠一覺到天明是多好的感覺！清晨七點，我在露台上伸展肢體，練深呼吸。聽蟲鳴鳥叫本當是我選擇這個新家的關鍵原因，但是日日皆有的美妙大自然聲音，卻因為我廢材在臥，居然聽力遲鈍，闊別它們四個多月。一百公尺外的小森林步道向來人不多，已布著青苔，綠得真美，我從遠處望去，像一層柔軟的地毯。

四個月來第一次，是我煮了咖啡，然後語調愉悅的去敲先生房門奉上，他為我累壞了，睡在擁擠又凌亂的小書房沙發床上好幾個月。他欣喜我第一次表現得這麼「有勁」，拉著我從窗子側面角度看I棟那棵實在不大卻很茂盛的櫻花。

前兩天他在露台上捕捉到一隻好大的綠色螳螂，螳螂架式甚美，充滿「老子很強」的神氣，每天輪流在不同窗台牆壁上懸掛自己，我擔心牠跑到屋裡，最後還是

把牠架在椰子樹上，請牠回巢。

我一時興起想到：「你看到壁虎了嗎？我們家有一隻非常肥胖的壁虎，一個月前我看到牠，一閃就竄走了。」

我住二樓近樹林，當初人人提醒我蚊蟲多，結果卻難以想像：我常常敞開落地窗，可是即使夏天，我家也幾乎沒有蚊子。

從陽台看下去，紅白杜鵑叢叢稠密，在這片美景之中，一枝光棍雞蛋花挺立在那，先生特別喜歡雞蛋花，請朋友剪枝，幾日前跑去栽種在這公共花圃裡。我說等到這株雞蛋花長葉開花，大概是我們過八十大壽的時候。

今天，我一起床，就有快樂的感覺，我甚至猶豫：「試試不吃藥會怎樣？」但是我當然不敢。

醫生一再說、一再說，「擅自停藥」是大忌中的大忌。我是在累積這麼長的時間後，腦袋和身體機能才有明顯的康復，我不能因為好奇冒險搞砸這一切，是吧？

去年，管委會主委找我，希望我呼籲鄰居參加社區第一次舉辦的兩天一夜郊遊活動，我當時是在避不見人的病中，可是我一向鼓吹「人人都該做良民」，還是力振廣邀鄰居參加。那趟出遊三部遊覽車滿座，每個人都盡興而歸。

出門前我跟先生說：「留意我，我不想讓人家知道我在低潮中。」

一如去先生高雄的姐妹家過春節時，我也行前叮嚀：「如果發現我不穩定，不管在哪裡，你立刻把我帶走。」

「低潮」是含蓄的代名詞，我不願意直接說我正在憂鬱症服藥期間，是因為不懂的人，可能會為憂鬱症貼上造業的標籤。知道自己憂鬱症就要謹慎，為了不要闖禍、不要惹禍、不要帶給別人麻煩，關起自己其實是有保護作用的。

先生是我貼身保鑣，他不一定理解我的行為模式，但是他會配合我「站起來就走」的瞬間行為。我很感謝社區裡的健走天后許淑真（Lily），雖然我少在群組聊天，跟她見面機會也不多，但是我對她一見如故，很有安全感，所以我跟Lily實話實說我已服藥甚久，因為怕見人就足不出戶，上次的社區郊遊真是勉為其難，行程中一再避免讓人拍到我奇怪的樣子。

她不插嘴的聽完我簡述自己在低潮中振作不起來之後，開始以一種技巧的語言多次要我「陪她」一起曬太陽走路。謝明秀和Lily這對伉儷，每週有四次以上兩萬步基本健走量，天知道她不會需要我陪走，她只是想幫助我回到太陽下。

黃道吉日，二月十三號，早上九點半，Lily伉儷開車載我們到外木山，然後從萬里路線走到金山，太陽很大，海景很美，意外的山海雲奇景令人愉悅。她指著新北市路標給我看：「姐姐好厲害，居然從基隆走到新北了。」

午餐前，我們達標一萬步。回程，我們坐巴士，他們繼續健行。

因為這一次健走，我的心門開了鎖；次週，我們四人本來再約宜蘭行，結果，陣容變成三十人同行。我想，在這一階段，與憂鬱症同質性的「廣場恐懼症」應該隱隱退去，至少，我不會害怕看到集會式的群眾。

我們都明白，走路曬太陽對憂鬱症的功效，但是，開門、出門、踏在馬路上、走在陽光下，看似比吃飯還容易的事，卻是有些人在被餓死威脅下也做不到的。

關於我所提到的所有抗鬱方法，都是自己心念一起就自我督促，因為每個階段狀況不一樣，所以有時做得到，有時也實在做不到，但是我知道，即使我覺得「死了也好」時，我還是拚命的讓自己好好活著。我對自己、對家人有振作起來的責任。

初犯憂鬱症時，擺在眼前的事由很多；再犯憂鬱症時，真的是日子最美好的時候，實在找不到一個完整而絕對的引發事件。

我的故事讓自己警醒曾經說過不該說的話，就是在安慰別人的悲傷時，用漫不經心的態度說：「你怎麼會得憂鬱症？少裝了。」

我記得自己一篇小學作文，那時我寫：「就算全世界的人發瘋，也輪不到我跟著瘋。」這篇作文題目好像是「快樂」，其實我的形容有點神經，但本意是：我天生就是一個快樂的人。

快樂是好的恩賜，快樂也可能可以保持常態，但是我們不能因而奢望：快樂是你之所以快樂的唯一基礎。

也許憂鬱來襲時，我們可以對自己放寬一點尺度。
你我不要一直黯然神傷：「我真的很不快樂。」
你我可以更新邏輯：「我該讓自己更快樂一點。」
一個是推翻「我不快樂」的我執；
一個是確立「我還可以」的信念。

鞭炮趕年獸，
綵衣抗憂鬱，
聚光燈不來，
你也要讓自己的穿著心花怒放。

7 我又擦上大紅口紅了！

因故，幾乎足不出戶達四個月，
於是習慣了天地寂寂，
雨時把落地紗窗徹底敞開，
屋裡三台空氣清淨機也依然保持運作。

我天天聆聽安靜，
沒有雜音的家，
在牆面浮起漂亮的文字，
第一次這樣神奇的閱讀，
我怕我再也不想出門了。

二姐來看我，閒聊，說我在臉書上突然銷聲匿跡，會不會讓人猜想太多？我知道她是鼓勵我恢復對外的嘻笑，於是我留下以上的貼文。

那時，我哪在乎別人以為我怎麼了？那時，我黑著臉躲著全世界。

但，今天我要做那時做不到的事。數日寒流後回暖的第一天，我一早起來，穿上我已冷落數月的繽紛衣服，畫上眼線，擦上口紅，穿上讓我看起來像一七〇公分的內增高鞋，額前還卡了一個銀光閃閃的髮箍，我跑到先生面前大笑：「我美嗎？」

當我正常時，我才不希罕他的反應跟答案，就又旋風的跑到露台上去做運動。

今天是二〇二〇年二月二十日，是「甩口罩」半日遊，到宜蘭員山「鄉村風味」去吃薑黃冬菇雞湯、多種口味的Pizza、德國豬腳、鳳梨酥……。老闆娘林美璱是中國時報退休同業，她和曾任電視業務的先生咸台永，在轉業務農與窯烤餐飲後成就不凡，我好想讓鄰居認識這一對極具傳奇性的夫妻，加上室外空間寬敞，確定防疫有足夠的安全性，就啟程吧！甩口罩之行！

回程後，聯合報同事竇俊茹和洪英共同臉書貼文：

愛倫姐重出江湖之旅！
隨便召喚就從一車變成十一車，
四人變成三十二人。

甩口罩半日遊是我踏上「我在康復中」的訊號，也是我自己的感恩之旅，參加的鄰居同事，都是在我「情緒難堪」時期，給我很多噓寒問暖卻又精準的避免打攪，那樣的用心，也是我必須好起來的關鍵理由。

感謝、感激、感動、感恩，不能只是一個字詞，這些字詞需要被陳述，需要被傳遞，以求發揚更多相互支持的愛。

那天我坐Lily伉儷的車，他們準備了五百首西洋老歌一路播放。

我先笑自己：「沒有一首不熟。」接著跟Lily開玩笑說：「人一健康就淫心大發，聽這些歌讓我想跳貼面舞。」

我到餐廳，一見我大姐就好好的擁抱她，作為親姐妹，作為感情深厚的親姐妹，從我情緒不適而選高雄曬太陽過春節回來，緊接著疫情大起，我們過完年到現在才初次相見。想到她代表我們匆忙赴美探望當時病危而今康復的大哥，我緊緊的擁抱著她。

當身心俱安的時候，浮現的都是謝念，都是命運待我不薄的謝念。

我動過腦動脈瘤手術後，成了這方面的顧問。《人間福報》妙熙社長曾安排我為一位信眾解說手術相關的過程，從說到寫，我很詳細很詳細的說明細節。我是〇．五公分的瘤，她卻是〇．七公分的瘤，危險性高過我，我鼓舞士氣，告訴她羅兆寶主任是這方面的權威，周邊的防護措施已做到萬無一失，就當自己去睡了一覺，醒來就好了。

數日後，她來訊告知，出院了。但是另外三個朋友的困難尚未解決。

一個直接開腦，而非走鼠蹊動脈，術後造成癲癇，雖然復健半年多，但健康嚴重受損。

一個長的位置在眼睛後方，他無法承受可能碰觸到視神經的風險，連我推薦他換我的醫生再做評估，他還是抗拒。

一個是蜘蛛網散狀在腦動脈雙側邊，無法處理，只能叮嚀患者控制平穩情緒，避免血壓升高，真是棘手得讓人心疼。

憂鬱症第一次發作的時候，我幾乎是在不懂情況下，就著「求生本能」，選擇生活內容的改變而獲得康復。這一次憂鬱症發作跟上一次比起來孰重孰輕，自己也難以分辨，但是這次才是「正式求醫服藥」。

已服藥七個月，我生理欠缺的內分泌得到持續補充，身心痛苦陸續降低，我覺得我已經痊癒百分之九十。

看著比我治療時間長很多年，卻依然陷在難以抗拒折磨中的相識者，我不知道該向他們信心喊話，還是需要提醒他們：「如果你始終看同一個醫生，狀況卻未得到舒緩，要不要考慮換個醫生試試？」

我們說，**求醫也是有緣分的，有時，你特別有安全感的對象，很可能就是天賜的拯救者。**

剛開始服藥的時候，我每星期都急著：「有沒有改善？什麼時候可以停藥？」不管怎樣逼問，內湖三總萬芳榮這個睿智的醫生，從不衝撞我停藥的渴求，他都是技巧地說：「妳進步得真快，想停藥時可以跟我商量，絕對不可以在不讓我知道的情形下自己停藥；我覺得妳至少吃半年才是安全的，但是就算終身服用，也沒有上癮性、依賴性，或其他任何副作用。」

我已接受了暗示，我是有可能終身服藥的。但是有什麼關係呢？

第一，預估的六個月服藥期轉眼已到，日子只有更好過更欣喜，服藥並沒有增添我生活的煩惱或不便。第二，這短短的半年，我不下十次跟先生說：「不能病，真的不能病，這一病，整個人都突然老了。」

我不再堅持自己的生平大志——到老到終都是一個與藥罐子無關的人。我已習慣，吃藥就是舒緩自己易於緊張的身心反應，而且我日子好過，我的一家人就跟著好過，這不是我該有的態度嗎？

想著我擦了鮮豔的大紅口紅、想著我買的很多漂亮彩虹衣服，已有心情穿出去亮相，想著我在美國的外甥女小蘋來訊說：「小姨媽穿著亮麗，不是每一個人都能駕馭鮮豔的顏色。」

我知道小蘋在逗我開心，但是我也沾沾自喜，我不是認為自己漂亮，我是一復活就活潑，骨子裡搞笑的三八性格便會跳躍出來。

喔！讓我永遠都有擦大紅口紅的明亮心情吧！

敞開心胸，接納你的醫生

關於憂鬱症的終身服藥，真的不是嚴重的不幸，朋友告訴我：「與其每天愁心愁腸，不如喝一口水、吃一點藥，讓自己每天開開心心的過日子；過程裡沒有發生過任何奇怪的副作用。」

這是咱們運氣好，吃對藥了，也可以一路順遂走下去。如果吃藥、調藥、換藥，試了幾年都不見起色，也不見得是醫生有問題。

華人界的「緣分說」是個「玄學」，有的時候，一個好醫生就是沒法搞定某一個病人，這時，你的確需要考慮換一個醫生，尋求一個新的磁場，這真的不是迷信。

病友之間也要有一種警惕，華人是比較熱心又膽子大的，高血壓藥、感冒藥、胃食道逆流藥、憂鬱症藥，除了介紹朋友吃，還當場看誰有狀況，就會請誰吃顆藥控制控制，簡直把慢性病藥當喉糖一樣的與親朋好友分享。

我問過我的精神科醫生，說我也曾接受過憂鬱症藥物餽贈，但是我終究膽子小，即使當時很不舒服，也只敢把藥放在皮包裡備用，最後不了了之，萬醫生誇我做得對。

體質不同、病因不同、成分不同、副作用不同，他認真建議：「不管別人吃的藥多有效，不要不經鑑定就跟著吃。」

醫生有緣分，友情也有緣分。就算你一直待在舒適圈，但是有一天舒適圈帶給你的，不再是內心的平安舒適，你就必須另闢新天地。

你喜歡的工作，突然轉型成一個製造壓力的工廠，那不管是你變了，還是公司變了，你都得重新評估自己的適任性；學習淘汰自己，有時反而是主導發球權，提前匍匐，就是阻斷更大的撞擊。

一個資優生兒子，幻聽嚴重，常跟對窗的空屋嘶吼怒罵，有時他片刻清醒，覺得對不起媽媽，最後主動要媽媽把他送到療養院。

療養院讓他覺得對自己對別人都很安全，可是因為藥劑用得較重，他常常是昏昏沉沉度日，媽媽覺得孩子太優秀，還有機會唸書，就跟醫生討論能不能減輕劑量，經過評估後，醫生只是先試著降低一點劑量，沒想到男孩就認為自己是一隻鳥，飛翔出高樓……。

試著降低你對「精神科」的防備心吧！

減藥、停藥，都是大挑戰，有時候為了活下去，我們不能不放棄生命中其他的一切，我們甚至也不知道怎樣的選擇才是對的。

作為病號，不要怕你的醫生，你懷疑不解的、你需要更大信心安全感的，都請開口問，但是我建議你問之前，自己或請家人協助上網查詢相關資訊，我們不必成為一個主觀意識很強的病人，我們只是需要略具醫學常識，這樣，醫生的指示才能讓我們明白其重要性而不會掉以輕心。

如果你什麼都不懂，你可能根本不知道自己為什麼一定要如此「聽話」，你排斥指令，就是挑戰自己的健康。比如我淺眠，每天晚上幾乎是以一小時為一個單位的睡睡醒醒。

醫生說：「吃顆藥讓妳好睡點？」我一看藥袋上註明是專治「癲癇」，嚇壞了，立刻追問為什麼？結果這是最低劑量的藥，目的不是安眠，而是讓我的腦袋不要做多餘的放電，這樣可以解除干擾我睡眠的電波。

從基隆到內湖三總看精神科門診，說實話有點遠，但是既然從這裡開始，不需要有任何防備性的解釋又確實感受到情緒障礙在逐步改善，我想就一動不如一靜了。

有些病友，因為服藥造成心悸、體重莫名上升、年輕就停月事、一天嗜睡十幾小時……，你要陳述出來請醫生幫你解決這些問題。沒錯，我們都想把病治好，但不是要因為用這個藥治好一個病，卻又引發來另外一個病。

我連「精神科」與「家醫科」對憂鬱症的專業性，都問得清清楚楚。

我是精神科病號，我有情緒障礙問題，我對「精神科」這三個字不需要有任何防備性的解釋。

後記
我正在找回我的笑容，你呢？

我在六萬字裡釋放了很多心情與感情，對我的家人與情人，我放肆到幾乎難以收拾的地步，可是對他們的愛與誠摯也是不容懷疑的事實。

我據實書寫服用抗憂鬱藥前後的情緒演變與振作之道，從許多如實故事中，可以對比看出，我在鬱情輕重不一的挾持控制下，對同樣對象、同樣事件的反應，會有完全相反的態度。

這足以說明，憂鬱症的照顧者是在跟一個奇幻魔影交手，他必須懂得靈活運用制敵、克敵、親敵、防敵等戰略，才可能舒緩戰況。

我能回到過去十年的樣子嗎？我想念我的笑容，我希望它回來的時候，燦爛如前。但是我也必須做一個準備，因為在幾個非常亢奮的煮咖啡早上之後，我沒有再度回到那樣的喜樂感中，所以我的實際狀況，還是好好壞壞，不過雖然沒有大的愉悅感，至少，那些歪七扭八的情緒沒再怎麼困擾我。

國家圖書館出版品預行編目資料

我微笑，但不一定快樂：微笑下隱藏的其實是不安！
一個微笑憂鬱症患者寫給自己的和解之書/高愛倫著．初版．
新北市．聯經．2020年6月．248面．14.8×21公分（心靈漫步）
ISBN 978-957-08-5539-5（平裝）
[2020年6月初版第二刷]

1.憂鬱症 2.通俗作品

415.985 109006550

心靈漫步
我微笑，但不一定快樂：微笑下隱藏的其實是不安！
一個微笑憂鬱症患者寫給自己的和解之書

2020年6月初版
2020年6月初版第二刷
定價：新臺幣360元

著　者　高愛倫
叢書主編　陳永芬
校　對　謝惠鈴
攝　影　力馬亞文化創意社
妝　髮　賴韻年
插　畫　有隻兔子
版型設計　FE設計工作室
內文排版　林婕瀅
封面設計　張巖

出版者　聯經出版事業股份有限公司
地址　新北市汐止區大同路一段369號1樓
叢書主編電話　(02)86925588轉5306
台北聯經書房　台北市新生南路三段94號
電話　(02)23620308
台中分公司　台中市北區崇德路一段198號
暨門市電話　(04)22312023
台中電子信箱　e-mail：linking2@ms42.hinet.net
郵政劃撥帳戶第0100559-3號
郵撥電話　(02)23620308
印刷者　文聯彩色製版印刷有限公司
總經銷　聯合發行股份有限公司
發行所　新北市新店區寶橋路235巷6弄6號2樓
電話　(02)29178022

副總編輯　陳逸華
總經理　陳芝宇
社長　羅國俊
發行人　林載爵

行政院新聞局出版事業登記證局版臺業字第0130號

本書如有缺頁，破損，倒裝請寄回台北聯經書房更換。　ISBN 978-957-08-5539-5 (平裝)
聯經網址：www.linkingbooks.com.tw
電子信箱：linking@udngroup.com

本書非專業醫學書籍，僅為作者個人的經驗分享，若有憂鬱症相關問題，請與專業且合格的醫師討論及治療。